LETTRES

SUR

LES ULCÉRATIONS

DE LA MATRICE

(Métroelkoses)

ET LEUR TRAITEMENT,

PAR

S. J. OTTERBURG,

DOCTEUR EN MÉDECINE ET EN CHIRURGIE,
ANCIEN ÉLÈVE-PRATICIEN DES HÔPITAUX DE MUNICH ET DE HEIDELBERG,
ADJOINT DE LA SOCIÉTÉ ANATOMIQUE DE PARIS, ETC.

« Qui ante nos ista moverunt non Domini nostri, sed duces sunt. »

SENECA.

PARIS,

CHEZ GERMER BAILLIÈRE, LIBRAIRE-ÉDITEUR,

RUE DE L'ÉCOLE-DE-MÉDECINE, 17 BIS.

LONDRES, J.-B. BAILLIÈRE, 219, REGENT STREET.

1839.

LETTRES

SUR

LES AFFECTIONS MORBIDES

DES

ORGANES GÉNITAUX DE LA FEMME.

Première Série.

ULCÉRATIONS DE LA MATRICE.

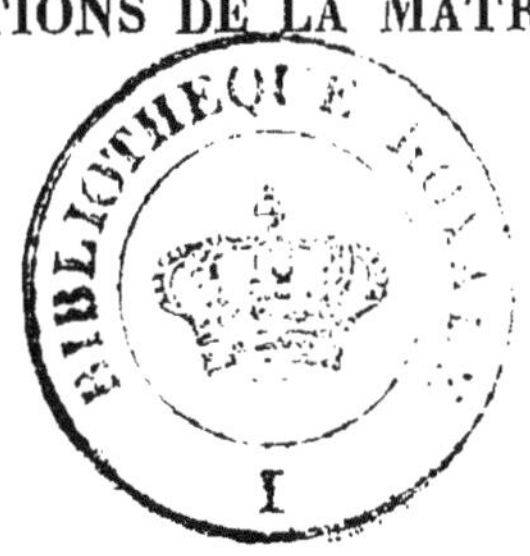

Imprimerie de Wittersheim, 8, rue Montmorency.

LETTRES

SUR LES

ULCÉRATIONS

DE LA MATRICE

(MÉTROELKOSES)

ET LEUR TRAITEMENT,

PAR

S. J. OTTERBURG,

DOCTEUR EN MÉDECINE ET EN CHIRURGIE,
ANCIEN ÉLÈVE-PRATICIEN DES HÔPITAUX DE MUNICH ET DE HEIDELBERG,
ADJOINT DE LA SOCIÉTÉ ANATOMIQUE DE PARIS, ETC.

« Qui ante nos ista moverunt, non Domini nostri, sed duces sunt. »

SENECA.

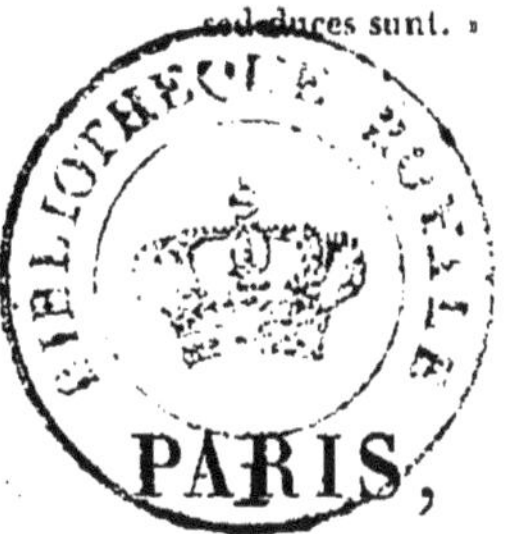

PARIS,

CHEZ GERMER BAILLIÈRE, LIBRAIRE-ÉDITEUR,
RUE DE L'ÉCOLE-DE-MÉDECINE, 17 BIS.

LONDRES, J. B. BAILLIÈRE, 219, REGENT STREET.

1839.

A Monsieur

Le Dr Jobert (de Lamballe),

CHIRURGIEN DE L'HÔPITAL SAINT-LOUIS,

CHIRURGIEN CONSULTANT DU ROI,

OFFICIER DE LA LÉGION-D'HONNEUR,

AGRÉGÉ DE LA FACULTÉ DE MÉDECINE DE PARIS, ETC., ETC.

MONSIEUR LE DOCTEUR OTTERBURG.

MONSIEUR,

Je suis très heureux du souvenir que vous avez bien voulu conserver de vos visites à l'hôpital Saint-Louis et de la large part que vous m'y faites; croyez que je m'intéresserai toujours vivement à des succès que vous méritez à tant de titres.

Quant à l'offre que vous me faites, Monsieur, de la dédicace de l'ouvrage que vous allez publier sur les *Affections morbides des organes génitaux de la femme*, je l'accepte avec un vif plaisir, et c'est moi qui dois être flatté de ce témoignage public.

Recevez donc, Monsieur, mes remercîmens et l'assurance de ma parfaite considération.

Votre dévoué,

JOBERT.

Paris, le 5 Juin 1838.

PRÉFACE.

En publiant la première série de mes lettres sur les affections morbides des organes genitaux de la femme, dans une langue qui n'est point la mienne, j'ai pensé n'avoir pas moins droit à l'indulgence de ceux qui exigent, même en fait de science, l'expression la plus recherchée et le style le plus pur. Dès qu'un auteur étranger présente ses travaux en parlant la langue de son nouveau public, on devrait toujours le traiter avec indulgence; en vous adressant la parole dans votre langue, il suit les règles de convenance et il contribue pour sa part à animer le commerce scientifique entre deux nations.

En France on néglige malheureusement que trop l'étude des langues étrangères; c'est en apparence une perte pour la philologie, mais c'est une perte aussi pour toutes les sciences. La langue allemande est particulièrement négligée, et pourtant l'Allemagne cultive les sciences peut-être plus qu'aucune autre nation du globe. Dans ce pays il n'y a pas un état, même le plus petit, où il n'existe des institutions scientifiques les plus parfaites. Partout en Allemagne, des hommes vieillis dans la science, travaillent à sa propagation.

C'est cette négligence en fait de langues qui a fait commettre tant d'erreurs; aujourd'hui on se croit inventeur d'un nouveau procédé opératoire; on découvre un nouveau médicament spécifique, et l'on ne songe pas à rechercher si cette opération n'était pas déjà faite ou le médicament employé à l'étranger. Il est affligeant de voir ainsi marcher la science; les exemples ne manquent pas pour justifier ma plainte. Les Allemands sont plus consciencieux; vous trouvez aussi bien les ouvrages de vos écrivains dans les mains de chaque élève de l'Allemagne, que les Manuels de leurs professeurs. Pour animer le commerce scientifique entre les nations, il est nécessaire qu'elles échangent l'étude des langues.

Quant au sujet même de mon ouvrage, je n'ai point le même droit d'indulgence, et je ne le réclame qu'au degré dû à chaque homme qui travaille.

Les affections morbides des organes génitaux de la femme, qui font le contenu du présent ouvrage, ont fait l'objet de mes études presque exclusives, depuis près de quatre ans; j'en présente ici la première série, les Ulcérations de la Matrice (Métroelkoses); les métropolypes composeront la seconde, et c'est ainsi que je donnerai en six séries l'histoire de toutes les affections morbides des parties génitales de la femme, la sixième contenant l'histoire détaillée des observations.

J'ai jugé utile de donner une notice bibliographique à la fin de chaque série, je l'ai donnée ici sans ordre chronologique, d'après les notes que j'ai prises successivement pendant plusieurs années. Je compléterai ainsi les ouvrages qui ont été omis, soit en anglais, français, italien ou allemand, dans les séries suivantes.

Cette notice a pour but d'exciter les hommes d'une spécialité à consulter les ouvrages déjà publiés, afin d'éviter, autant que possible, qu'on ne croie pas inventer des choses déjà *inventées*, et de s'assurer si ce qu'on pense être neuf, n'aurait pas été déjà connu d'avance.

La priorité doit être assurée dans la science à l'auteur qui en a fait peut-être l'étude de toute sa vie.

Quel que soit d'ailleurs le sort de notre travail, notre ambition se trouvera satisfaite, sinon d'avoir éclairé par nos propres travaux un point important de la pathologie humaine, au moins d'avoir appelé sur nous les lumières de la discussion et de la recherche. Toute discussion basée sur la recherche et la considération des faits est un progrès, un pas en avant vers la découverte de la vérité, ce but unique et final du vrai savant et de l'homme de bien dévoué à l'humanité.

LETTRE PREMIÈRE.

« Ulcus autem sive prius factum fuerit, sive in morbo accesserit, considerare oportet. »

HIPPOCRATES.

Il faut enfin quitter le terrain des vagues théories, et envisager les phénomènes morbides de l'organisme, d'après des données exactes basées sur une saine physiologie. Il était réservé à notre époque, à nous médecins du XIXe siècle, de porter la clarté et la lumière dans une branche de l'art de guérir peu connue jusqu'ici ; je veux parler des phénomènes morbides, dont l'utérus peut devenir le siége.

Les maladies de la matrice, quoique déjà indiquées par le père de la médecine, restèrent pendant fort longtemps dans le domaine d'une médecine purement spéculative ; la nature particulière du système nerveux chez la femme était la formule algébrique dans laquelle on croyait trouver l'analyse de toutes les perturbations qui se manifestent si souvent dans son organisme ; et en parlant d'un état nerveux du système utérin, d'hystérie, etc., on oubliait trop souvent que l'organe générateur lui-même pourrait bien être assujetti à des altérations organiques. Un auteur profond, sur les affections morbides de l'utérus, M. Duparcque, a prouvé avec autant d'esprit que de vérité que la matrice peut être le réceptacle de toutes les maladies qu'on trouve dans les autres organes de l'économie, toutes les conformations de l'organisme se trouvant réunies dans sa structure anatomique. « Ce viscère, dit-il, peut être le siége de tous les genres de lésions vitales et d'altérations organiques que l'on voit dans tous les autres organes de l'économie. Cette disposition tient à la composition anatomique de la matrice; on y trouve du système séreux, dont une portion lui sert d'enveloppe extérieure, du système muqueux, qui, quoi qu'on ait dit, tapisse sa cavité, une trame cellulo-fibreuse, un système vasculaire, susceptible d'un grand développement, des vaisseaux lymphatiques, des nerfs du double appareil cérébro-rachidien et ganglionaire, et enfin un tissu propre de nature fibro-musculaire. L'utérus peut donc présenter toutes les maladies dont sont susceptibles d'être spécialement affectés chacun de ces tissus et propres à chacun de ces systèmes organiques. » Or, cet organe tant excité depuis le commencement du développement sexuel, depuis l'âge de la puberté jusqu'à l'âge de retour, doit présenter nécessairement des maladies plus variées et plus nombreuses encore que les autres organes.

Au milieu de la plus parfaite santé, la femme est exposée chaque mois à une irritation considérable, par la congestion active vers la matrice. La congestion active est très voisine de l'inflammation; et quoique nous admettions avec Wenzel (1) que la métrite ne soit pas si fréquente qu'on le suppose généralement, nous savons pourtant que si, par un accident quelconque, un dérangement de l'équilibre était produit, la congestion utérine donnerait lieu, comme nous le demontrerons plus tard, aux maladies locales et générales.

(1) Carl Wenzel, über die Krankheiten des Uterus (Maladies de l'Utérus), Mainz, 1816.

La menstruation, la grossesse et la lactation, sont les trois grandes puissances motrices du dérangement des fonctions animales de la femme.

Les affections morbides de l'utérus se manifestent sous les formes les plus variées, sous les influences les plus opposées, soit qu'elles dérivent des causes externes, soit qu'elles prennent leur source dans la constitution même du sujet.

Nous ne nous proposons pas d'épuiser ici cette grande et intéressante matière; nous ne soulèverons qu'un seul point de cette immense question; nous ne traiterons ici que de *métroelkoses*, en priant l'observateur de nous suivre avec attention *l'œil sur le doigt* et le *speculum à la main*. Sans exploration intérieure il n'y a point de diagnostic précis.

Mais avant de passer à la description nosologique de ces altérations organiques, examinons l'histoire de l'ulcère en général. C'est ainsi que nous soutiendrons notre opinion sur les métroelkoses.

Les pathologistes ne sont pas d'accord sur la définition de l'ulcère. Si les uns suivent tantôt celle de J. L. Petit (2), tantôt celle de Boyer (3), d'autres, dans les derniers temps, ont pensé donner une idée exacte de cette affection, par une définition plus précise; nous pensons qu'il est plus essentiel de traiter *de la cause* de l'elkoformation. Si John Hunter trouve que le travail de formation des ulcères consiste en une absorption anormale (ulcération), qui s'établit dans l'endroit malade, ou bien en une inflammation qui progresse, en détruisant les parties qu'elle affecte; si, d'un autre côté, M. le professeur Andral prend le principe de l'ulcère dans l'hypérémie sténique ou asténique, dans une lésion de nutrition, la gangrène, etc., on ne peut cependant pas contester, qu'une inflammation précédente était nécessaire pour former l'ulcère, et

(2) J.-L. Petit. Une solution de continuité de laquelle s'écoule du pus, une matière puriforme, sanieuse ou autre.

(3) Boyer. Une solution de continuité des parties molles plus ou moins ancienne, accompagnée d'un écoulement de matière purulente et entretenue par un vice local ou par une cause interne.

qu'elle n'en soit l'influence extérieure, traumatique, constitutionnelle ou autre; l'inflammation sera toujours suivie de plasticité. La plasticité, sous des influences particulières, nuisibles, peut manquer du type normal des bourgeons charnus, et s'étendre superficiellement à travers les parties affectées, les couvrant d'abord comme une membrane mince, superficielle, membrane, qui, dans sa vitalité, devient, de son côté, un organe de secrétion produisant une formation anormale, l'*ulcération*. Cette membrane est donc le foyer qui, seul, produit et entretient l'ulcère; et la secrétion qui l'accompagne, n'est que le produit de cette membrane particulière.

Cette membrane est donc propre aux ulcères de tous les genres, et c'est ainsi que mon illustre maître, M. de Walther, à Munich, a proposé, avec raison, de remplacer le terme exclusif, de *membrane de la fistule* (membrane démontrée par Villermé, Laennec et M. Breschet), par *membrane de l'ulcère*. Cet organe étranger, pourvu de beaucoup de vaisseaux, n'est autre chose qu'une membrane muqueuse, formée sous l'influence d'une fausse organisation, et n'ayant aucun rapport avec le système des membranes muqueuses en général, localement nourrie et isolée. Les parties organiques environnantes même, lui sont entièrement étrangères. La nature tend, pour ainsi dire, à former la limite par un cercle appartenant à la partie subjacente. La callosité, comme chacun sait, est fournie par la substance saine, subjacente, intacte et indépendante.

La manière de vivre; certains métiers, par les habitudes qu'on y contracte, par les positions qu'ils nécessitent, produisent une stagnation dans le système veineux de l'abdomen, d'où résulte une gêne dans la circulation veineuse des extrémités inférieures. Ce sont surtout ces parties du corps où les ulcères se voient le plus souvent.

Le liquide veineux ainsi arrêté, devient localement altéré dans sa composition chimicovitale; et c'est ainsi qu'il se développe, sous l'influence des vaisseaux exhalans, une tendance à la sécrétion vers la périphérie, et la formation de la membrane de l'ulcère prend naissance. La dyscrasie prédominante changera les conditions extérieures.

L'*elkose* de la matrice donne peut-être plus, que celle d'aucun autre organe, une idée nette de la nature de l'ulcère en général.

Les ulcères de l'utérus affectent le plus souvent, même presque toujours, le col de l'organe; ce n'est que dans des cas fort rares, que le corps est attaqué d'*elkose*. L'elkoformation à la matrice, suit ainsi la règle générale, elle affecte la partie la plus déclive de l'organe.

Il n'y a peut-être aucun organe qui soit tant exposé à la pléthore que la matrice. La congestion utérine formant en elle-même une hypertrophie temporaire, pendant l'acte mensuel et la grossesse, ne rentre pas toujours dans ses bornes antérieures; elle s'arrête ou avec l'excrétion d'un liquide veineux, ou, ce qui arrive encore plus fréquemment, cette congestion n'a pas de disposition à l'excrétion; le sang se fixe dans l'utérus, et produit les accidens les plus inquiétans.

La proportion anatomique des veines de l'utérus, d'après les recherches de Walter, surpassent de beaucoup le nombre et le volume des artères; cela favorise déjà de prime-abord un état pléthorique.

Partout où il existe une lésion traumatique ou une irritation extérieure quelconque, l'elkoformation peut se développer; selon le degré de l'irritation et des accidens ultérieurs, l'elkose sera forcée de se revêtir d'un caractère benin ou de nature maligne.

La manière dont la matrice peut être primitivement attaquée d'affection syphilitique, n'a pas besoin d'explication; cependant on a voulu nommer secondaires, les ulcères syphilitiques de son col. Le peu de fondement d'une telle opinion, saute aux yeux, nous y reviendrons.

L'elkose constitutionnelle doit souvent affecter l'utérus, organe d'une activité si prononcée; c'est sous l'influence d'une métastase, si je puis dire ainsi, selon la loi stabile de l'organisme, que toute partie, qui se trouve en état de débilité ou d'irritation, se prête à l'impression d'une maladie quelconque. C'est dans la jeunesse, la maladie scrofuleuse, dans l'âge moyen, les affections hemorrhoïdales et leurs suites, maladies d'altération chimique du sang; et, plus tard, dans une cacochymie complète, la production carcinomateuse.

La matrice c'est la femme. Ses fonctions, restreintes dans un temps limité, réclament une activité continuelle. Donc, plus une excitation antérieure dans l'organisme, a été grande, plus la faiblesse qui suit est considérable; une jeunesse orageuse de la matrice, entraîne nécessairement une vieillesse agitée.

Les opinions sont encore partagées sur la question de savoir à quel âge se forment les ulcères. Ceux qui sont d'avis que les affections utérines ne se trouvent jamais avant l'âge de la puberté, n'ont pas l'expérience pour eux. L'opinion de M. Duparcque, que chez les individus jeunes, qui n'ont pas encore fait de fonctions sexuelles, le corps de la matrice se trouve plutôt affecté que le col, et que chez ceux qui ont exercé le coït, ce soit plutôt le col de l'organe, doit être adoptée avec restriction, en ce que l'elkose scrophuleuse, une affection de la jeunesse, a ordinairement son siége au col, sans que ces personnes aient exercé le coït.

Des affections de la matrice se présentent aussi avant le temps du développement virginal. Un polype de l'utérus, avec engorgement, a été observé par M. Carron du Villards chez un enfant de sept ans. Et cela ne doit point étonner, puisque nous savons par expérience que des filles ont été réglées depuis leur enfance la plus reculée?

Wenzel a observé que l'utérus, chez les enfans, est quelquefois très développé, sans que pour cela ils soient malades.

D'après cette opinion j'ai dirigé toute mon attention assez longtemps vers ce point intéressant, et j'ai vu quatre cas dans lesquels l'utérus se montrait extraordinairement grand, sans qu'aucune maladie de l'organe se manifestât pendant la vie, si ce n'est qu'une seule de ces filles était très irritable, évidemment de nature hystérique, malgré qu'elle n'eût atteint que sa quatrième année. Dans de pareilles circonstances, une affection morbide du système sexuel pourrait se présenter, même dans un âge peu avancé.

Le nombre des jeunes femmes qui souffrent d'affections de la matrice égale celui de femmes plus avancées en âge; toutefois le diagnostic gagnera un point important en consultant l'âge de la femme.

Le savant Ch. Bell, dans ses recherches sur l'âge dans lequel le carcinome se trouve chez la femme, a prouvé que le nombre des femmes de 16 à 25 ans, avec des tumeurs non-malignes au sein, égale tout-à-fait le nombre de celles affectées de carcinome.

Si nous passons aux considérations particulières des métroelkoses, nous en aurons deux classes principales :

I. *Métroelkoses résultant des causes extérieures, tels sont :*

1° Accidens traumatiques : lésions par des pessaires; le toucher, percussion du pénis;

2° Elkose amenée par des fissures du col utérin à la suite d'avortement ou d'accouchement; usage inconsidéré du forceps;

3° Affections syphilitiques.

II. *Métroelkose à la suite de causes internes, constitutionnelles.*

1° Elkose scrofuleuse;

2° Elkose hémorroïdale;

3° Elkoses athritique;

4° Elkose maligne et cancer ulcéré.

Une secrétion séreuse, tantôt plus faible, tantôt plus intense, est associée aux ulcères, comme nous l'avons déjà indiqué; secrétion qui ne doit pas être confondue avec la blennorrhagie de la matrice et du vagin.

Dans tous les cas, les ulcérations sont accompagnées d'un engorgement simple, quelquefois d'une induration partielle.

La membrane muqueuse saignera toujours plus ou moins, avec une grande facilité, particulièrement dans les affections par cause interne et dans l'état d'atonie.

Il ne nous resterait plus qu'à observer, comment chaque elkose, sous des influences défavorables dans l'organisme, peut sortir de son état primitivement bénin, passer à l'état de malignité, et prendre ainsi l'empreinte du cancer, tout en donnant plus d'espérance de guérison, que si la première origine de l'affection eût été squirrheuse.

Cependant, n'anticipons pas, de même que le botaniste examine d'abord toutes les enveloppes, tous les signes particuliers, pour attribuer à la plante, la place qui lui est due dans le système, de même aussi, jugeons de l'ensemble par les parties, discutons les particularités en temps et lieu.

LETTRE DEUXIÈME.

> « Non ergo sequor priores ? Facio, sed permitto mihi et invenire aliquid, et mutare, et relinquere. »
>
> SENECA.

La nature a tout ordonné avec sagesse ; les organes sont admirablement formés pour remplir leurs fonctions, et ils sont garantis à leur tour par les enveloppes les plus variées et les plus solides, selon leur but ; mais la nature a caché avec un soin tout particulier les organes desquels dépendent ses fonctions principales : animales, vitales et reproductives.

Le cerveau est protégé par une capsule dure et solide, la moëlle épinière par une colonne osseuse, les organes de la respiration par une cuirasse mobile, les organes de l'abdomen par des muscles de la direction la plus diverse, de telle sorte qu'ils n'y jouissent pas moins d'espace que d'aisance. Les organes de la fonction sexuelle, enfin, les antipodes des organes de la réflexion, sont encore admirablement protégés par une masse osseuse, formée, pour ainsi dire, artificiellement, savoir, le pelvis. La matrice, objet qui nous occupe seul ici, suspendue dans sa cavité, est à l'abri de tout contact étranger; c'est un endroit commode pour ses fonctions. Mais si tout cela est vrai, d'où viennent donc toutes les lésions de cet organe dont les auteurs nous ont si souvent entretenus? d'autant plus que l'entrée n'est pas libre, et que la nature y a encore construit un vestibule d'une longueur assez grande pour en défendre autant que possible le libre accès?

Les lésions de la matrice ne se trouvent pas aussi fréquemment qu'on le croit ordinairement. Nous ne connaissons que les accidens suivans, qui peuvent être accompagnés de lésion, et par suite d'elkose. Ce sont principalement les déviations morbides de la position normale : 1° La *position abaissée;* 2° la *procidence de la matrice;* 3° sa *position oblique*, et 4° la *rétroversion*. L'*avortement*, les *couches*, l'*usage du forceps,* peuvent être suivis de lésions, et donner, sous ce rapport, lieu à des ulcérations.

Si la matrice, dans l'état de santé parfaite de la femme, descend un peu bas dans la cavité pelvienne ou par l'abus dans les fonctions sexuelles, après les couches, ou par un relâchement, en général, elle se trouve dans une *position abaissée* assez considérable, l'état normal doit en être changé; la matrice devient alors plutôt un organe situé à la surface du corps.

L'acte sexuel, surtout la percussion impétueuse et répétée du pénis, la masturbation, vice qui malheureusement prend de plus en plus racine, l'exploration peu délicate, toutes ces circonstances deviennent une cause de l'elkose dans une position un peu basse déjà de la matrice, et à plus forte raison encore quand l'abaissement est plus considérable.

A l'endroit vers lequel l'excitation est le plus souvent répétée, se trouve un point agacé, l'affluence des liquides augmente, et c'est ainsi que se développe peu à peu une altération qui naturellement a son siége au col de l'organe. Dans plusieurs cas de ce genre, j'ai toujours remarqué que les ulcères avaient leur siége à quelques lignes seulement de la lèvre antérieure de l'os utérin.

Le museau de tanche proprement dit, de même que la paroi postérieure étaient donc intacts. Ce siége particulier est facile à expliquer; la lèvre postérieure et encore moins la région plus élevée du col n'éprouvaient pas le contact à cause de leur position dans la concavité de l'os sacrum.

L'ulcération se présentera sous la forme peu importante d'une érosion qui n'attaque que l'épithélium, et elle peut, comme nous le verrons, se montrer ulcère plus grave en entrant plus profondément dans la substance.

Ce sont toutes ces formes que les auteurs ont désigné du nom d'ulcères simples, benins, et que d'autres, sans entrer dans des recherches sur leur nature, ont encore désignés plus vaguement. Il est vrai, la nature n'agit pas d'après nos divisions, mais il n'est pas moins vrai qu'une fausse classification peut bien amener une fausse thérapeutique.

Cette elkose toutefois est accompagnée de peu d'engorgement, elle ne pénètre pas profondément dans les tissus, sa surface est unie, ses bords nullement élevés, elle a peu d'étendue; sa couleur est d'un rouge vif au commencement, comme celle de toutes les affections sous l'influence d'une irritation continuelle, plus tard elle est d'un rouge brun, presque jaunâtre; le liquide séreux dont l'elkose est accompagnée n'est pas abondant, il est d'une fluidité assez remarquable, fort peu corrodant, les symptômes constitutionnels ne sont pas d'une grande importance, l'état général est fort peu dérangé, il n'y a que les sujets sensibles qui se plaignent de douleurs dans les parties voisines; il leur survient quelquefois une irritation sympathique des seins, cet accident se renouvelle surtout pendant l'approche du flux menstruel. Beaucoup de malades ne feraient peut-être pas plus de cas des inconvéniens qu'elles éprouvent, que dans des affections semblables à quelqu'autre endroit du corps, par exemple, aux angles de la bouche, si la peur des affections utérines n'était pas si grande; l'imagination suffit déjà chez les femmes pour exciter l'idée de l'existence d'une maladie grave de la matrice.

L'on sait ce que de telles influences morales sont capables de produire, elles peuvent même tromper le médecin, et elles doivent occuper les femmes, d'autant plus qu'il existe en réalité une légère affection.

M. Treille, dans ses mémoires, récemment publiés, sur les maladies, dites cancéreuses, de la matrice, expose que parmi vingt femmes qui se croient affectés des maladies de la matrice (il parle du cancer), il n'y a guère que le dixième qui le soient en effet; les faits cités à cette occasion à l'appui de son opinion sont très remarquables. (4)

(4) Nous citerons ici le second fait, qui nous paraît un des plus intéressans.

« Madame S..., Vendéenne, âgée de 25 ans, d'une forte complexion, notée dans sa famille comme douée dès son enfance de beaucoup d'imagination, souffrait à la matrice depuis dix-huit mois ; ses premières souffrances se manifestèrent quelques temps après une fausse couche.

Ses médecins, effrayes de la durée du mal, lui conseillèrent de venir à Paris; elle y arriva vers les derniers jours du mois de mai de l'an passé.

Un chirurgien consulté dut la trouver assez mal, puisqu'après un examen attentif il lui conseilla d'entrer dans une maison de santé, lui donnant d'ailleurs l'espérance que dans quatre à cinq mois il la débarrasserait de son mal.

A notre tour, nous fûmes consulté. Les traits de cette dame n'étaient nullement empreints du cachet qu'ils portent *toujours* dans le cas de dégénérescence cancéreuse, et nous trouvâmes la matrice dans un état si parfaitement normal que nous crûmes pouvoir affirmer que jamais *cancer* n'avait existé là, et n'avoir pas besoin de nous servir de spéculum, dont l'introduction est toujours chose fort désagréable pour les femmes qui la souffrent. Nous ne fûmes pas peu surpris qu'il en eût été jugé autrement, non seulement par les médecins de la province, mais encore par celui de Paris, qui a une grande habitude de voir ce genre de maladie; et notre surprise redoubla encore en apprenant que le mari de cette dame était médecin.

Interpellé à l'instant sur les motifs qu'il pouvait avoir pour croire à une maladie de cette nature, tandis que nos investigations ne nous en faisaient voir aucune, il nous répondit qu'en réalité il n'avait jamais reconnu que sa femme fût atteinte du cancer utérin, mais que, vu sa position de mari, il avait cru de son devoir de faire abnégation de sa qualité de médecin, et d'imposer silence à ses propres convictions pour se soumettre à celles de ses confrères, de celui de Paris surtout.

Cette déclaration acheva de convaincre et de rassurer madame S.... Elle retourna dans sa maison, heureuse de pouvoir penser qu'elle était loin d'être atteinte d'une maladie qui, par les terreurs dont elle l'avait assaillie, avait fait pendant dix-huit mois le tourment de sa vie; elle nous raconta alors

Dans la position abaissée ou la descente de la matrice, la membrane muqueuse du vagin est plus ou moins irritée, et ainsi son activité augmente; il ne faut donc pas croire que la matrice soit la source de cet écoulement.

La procidence de la matrice est souvent accompagnée d'une elkose assez considérable, elkose qui existe avec la procidence, ou est causée par des tentatives opératoires. Dans ces cas, l'ulcération peut se propager même jusqu'à son corps. Cette elkose a le caractère d'un simple produit de l'irritation extérieure comme celle que nous venons de décrire tout-à-l'heure, seulement elle est ordinairement d'une extension plus large; la membrane muqueuse de la matrice et du vagin, dans ce cas, donne un écoulement salissant et de très mauvaise odeur. Les ulcères se développeront encore davantage et deviendront plus opiniâtres si l'utérus est resté pendant long-temps hors de la cavité pelvienne; l'influence de l'air ne peut qu'entretenir la disposition à une elkose ultérieure; j'ai eu encore l'occasion de m'en convaincre chez la malade opérée, au mois d'août, 1836, par M. Roux (N° 1, salle Saint-Jean).

Les *pessaires* employés à remédier à la chute de la matrice, ne sont que trop souvent la cause de l'elkose. Il se forme, par la pression de l'appareil, un endroit irrité, plus ou moins large, ordinairement aux environs du col utérin, et c'est de là que sort l'elkoformation. Produite par un corps étranger, inorganique et dur, effet d'une irritation extraordinaire, elle peut causer des accidens graves tant locaux que généraux.

Cet ulcère est rouge foncé, accompagné d'une forte inflammation douloureuse, produisant des phénomènes sympathiques.

Les parties qui environnent l'ulcère, sont légèrement tuméfiées;

qu'elle ne s'était laissée aller à son erreur que par les conversations qu'elle avait entendues sur le cancer, ce qui avait lieu assez souvent, son mari étant médecin, et par la lecture des livres qui traitent de cette maladie.

Peu de temps après son retour chez elle elle fit un voyage d'agrémentsur le littoral de la Bretagne, d'où elle revint complètement rassurée. Sa santé est restée depuis fort bonne.

la secrétion de la membrane de l'ulcère devient sèche : partout où le caractère de l'hypersténie prédomine dans l'elkose, la secrétion est défectueuse. (5)

Le diagnostique de ces affections n'offre pas de grandes difficultés, l'historique de la maladie est un guide suffisant.

Dans la *rétroversion de la matrice*, de même que dans sa *position oblique*, état que nous n'avons pas encore assez observé, l'elkose, à ce qu'on dit, se développe quelquefois à la suite du frottement prolongé.

Ces affections, abandonnées à elles-mêmes, se métamorphoseraient peu à peu en ulcérations larges, enflammées, et deviendraient malignes, une secrétion plus abondante s'établirait; les phénomènes généraux ne tarderont pas à se présenter, il faut donc les traiter.

Un traitement médical quelconque, doit être le résultat d'un diagnostic basé sur une mure considération de toutes les phases qu'a parcourues la maladie, et qui tient compte du passé et du présent.

Une lésion, ou si l'on veut, une irritation extérieure, produit l'elkose de cette classe. Le principe est donc la phlogose ; d'où il suit, que le traitement doit être antiphlogistique,

Dans les formes inférieures, dans les érosions, la nature a rarement besoin du secours de l'art. Bien souvent elles guérissent d'elles-mêmes si l'irritation n'est pas entretenue, et si la propreté est observée. Dans une affection plus intense, la première règle du traitement doit toujours être de faire éviter tout contact irritant ; ainsi défense du coït, de même que le toucher repété des parties.

En observant une grande propreté, en faisant usage d'injections douces, d'une infusion de guimauve, de mauve, ou si la sensibilité est grande, mêlée avec un sixième d'eau de laurier cerise, ou quelques gouttes d'opium, l'irritation cessera. L'association des préparations saturnines, le sulfate de zinc à la dose de quelques

(5) Rust, *Elcologie*, page 7, § 5.

gouttes dans l'eau, plus tard; quelques bains tièdes, le repos, l'abstinence de toute nourriture âcre, irritante, amèneront la guérison. L'elkose, associée à la procidence de l'utérus doit être traitée de la même manière.

On a traité des ulcérations semblables existant avec la procidence, hors la cavité pelvienne, conduite qui n'est nullement à recommander, et c'est surtout, quand l'elkose se trouve, comme il arrive souvent, au col de l'organe.

Déjà Heister, (6) qui a tant merité de la science, s'y opposait, « *quando*, disait-il, *ejus modi uterus aliquo modo exulceratus est, ut* « *haud rarò contingit*, *hoc impedire aut retardare ejus repositionem* « *non debet; sanari enim hasce exulcerationes, melius* utero in locum « naturalem restituto *quam si in loco p. n. extra corpus pro-* « *pendet.* »

Après une lésion par un corps dur, non-organique, l'inflammation dans l'ulcère se déclarera, comme nous disions, très violente, et exigera une médication antiphlogistique dirigée avec une grande énergie. Si par des moyens indiqués, l'inflammation ne diminue pas, mais au contraire augmente, en sorte que la secrétion s'arrête, et que l'ulcère devient douloureux, sec, rouge, il faut procéder de suite a une légère saignée, ou, ce qui est préférable chez des sujets faiblement reglés, à l'application de 15 à 20 sangsues autour de l'ulcère enflammé. On répètera cette médication tant que l'inflammation et la douleur l'exigeront. Une métrite était quelquefois la suite d'une telle phlogose topique. Il n'y a pas d'état dans lequel la cautérisation puisse nuire davantage, que dans ce cas-ci, elle ajoute une nouvelle irritation à l'eikose enflammée, et c'est ainsi que la phlogose augmentera naturellement.

J'ai observé tout récemment un cas, traité par la cautérisation par un médecin : l'ulcère produit par un mauvais pessaire, était extrêmement enflammé, et peu s'en est fallu que la jeune femme de 36 ans, ne soit devenue la victime de cette imprudente médication.

(6) *Institution. Chirurg.*, page 1090.

Il ne suffit pas de connaître une maladie, il faut savoir la traiter, et toutes nos connaissances *pharmacodynamiques* sont des trésors inutiles, si nous ne savons pas distinguer le cas où il est possible d'en faire usage.

LETTRE TROISIÈME.

« Affectus, unde primum maximeque imminet periculum, hic primus curari debebit. »
GALEN.

Nous avons montré au commencement de la lettre précédente, avec quel soin la nature protège l'organe générateur; nous devons, par conséquent, répondre à la question fort naturelle : s'il en est ainsi, d'où proviennent donc toutes les affections non constitutionnelles de l'utérus? *Causas rerum cognoscere* doit être ici comme ailleurs, le principe dirigeant.

Nous avons déjà expliqué, en partie, l'origine de l'elkose de première classe; nous passerons maintenant à une seconde division; nous traiterons de celle qui se forme, parfois, à l'utérus, par suite d'avortement, de couches, et de lésion par le forceps. Cet ulcère, qui ne diffère nullement de ceux déjà décrits, entre pourtant plus profondément dans le tissu du col de l'utérus. Les femmes qui en sont atteintes, se plaignent de douleurs dans les cuisses, dans les aines et dans les lombes; il survient souvent des pesanteurs au fondement; elles se plaignent d'une faiblesse générale, de cardialgie; leur moral est très affecté. Ces personnes sont pâles, abattues, inquiètes; tout cela est encore entretenu par un écoulement liquide, blanc, souvent verdâtre, d'une odeur fétide, et corrodant les parties extérieures. Il y a souvent suppression du flux menstruel, ou bien son retour est très irrégulier; parfois aussi, le fluide sanguin se mêle tellement à l'écoulement, qu'il donne en effet l'idée d'une suppression totale des règles.

Ces ulcères occupent ordinairement la lèvre postérieure du museau de tanche; souvent toutes les deux en sont également affectées. L'elkoformation s'étend de l'extérieur à l'intérieur. En la touchant attentivement, l'on trouve bientôt que l'engorgement est plus considérable dans la partie où l'ulcération a commencé. En interrogeant les malades sur l'origine et la durée de l'affection, elles répondent presque toujours que leurs souffrances datent d'une couche, et elles ajoutent que les lochies étaient alors d'une nature chaude et corrosive; qu'elles n'avaient, pour ainsi dire, pas encore cessé; que c'était la quantité seule de cet écoulement qui diminuait; que son âcreté était moindre, et qu'après le coït, qui était toujours douloureux, la quantité augmentait, etc.

Les lochies (7), sous l'influence d'une constitution lymphatique, et d'une *decidua* très développée, chez les femmes adonnées à une vie irrégulière, peuvent se prolonger pendant un certain temps; chez des femmes qui ne nourrissent pas leurs enfans, l'écoulement lochial se prolonge parfois pendant plusieurs mois.

Cet écoulement ne cesse donc pas chez beaucoup de personnes à l'époque habituelle; il continue un certain temps, et occasionne, dans les parois intérieures de la matrice, une telle irritation, qu'il se développe une secrétion anormale.

(7) Les lochies, dit M. Fleetwood-Churchill (*Dublin Journal*, septemb. 1837, et *Gazette des Hôpitaux*), après avoir duré de six à huit semaines, se convertissent quelquefois en leucorrhée, qui se prolonge indéfiniment. J'ai, dans ce cas, obtenu de bons effets de remèdes contre-irritans appliqués sur le sacrum, et de l'usage interne du copahu, du fer et du seigle ergoté.

Cette secrétion est l'irritation extérieure qui produit la formation de l'ulcère.

L'orifice de la matrice, en se dilatant lors de l'accouchement, pour livrer passage à l'enfant, est, comme l'on sait, plus ou moins exposé à de petites déchirures. Ces ruptures se trouveront, selon la position de l'*occiput,* à gauche ou à droite, vers les côtés des lèvres, ou, pour être plus clair, à l'endroit où la lèvre antérieure s'unit à la postérieure, ce point, par sa structure délicate, étant plus exposé que le milieu.

Mais, c'est surtout à la lèvre postérieure que ces fissures se voient le plus souvent, à cause de l'importance des parois postérieures de l'utérus, par rapport à la position normale du fœtus; car c'est particulièrement vers cette partie de l'utérus, que s'inclinent et sur laquelle pressent les parties déclives du fœtus, et sur laquelle va appuyer la tête, qui presse le plus, au moment de sa descente. Les parois antérieures de la matrice sont, dans les cas de position normale, qui sont pourtant les plus nombreux, beaucoup moins exposées à l'action comprimante de l'enfant que les postérieures. C'est donc là que se forment, par des fissures à l'orifice de la matrice, les ulcères qui se propagent souvent sur tout le col de l'organe, et sont encore entretenus, irrités par un écoulement corrosif.

On pourrait bien ici soulever la question de savoir d'où proviennent les ulcères, au même endroit et ayant le même caractère, chez des femmes qui n'ont jamais fait d'enfant? J'y répondrai par une autre question, et je demanderai si ces femmes n'ont jamais été enceintes?

En effet, une investigation attentive prouvera au praticien, qu'un corps quelconque a dû nécessairement passer par l'orifice utérin, au point qu'on peut affirmer, sans crainte d'erreur, que les cicatrices à l'orifice de la matrice, sont le résultat, ou d'une couche réelle, ou d'un avortement.

L'avortement, comme il est facile à concevoir, peut encore plus aisément occasionner un écoulement anormal, qu'un accouchement à terme, et, par suite, donner lieu à l'elkoformation.

J'ai scrupuleusement examiné un grand nombre de femmes qui avaient des cicatrices à l'orifice de la matrice ; pressées par mes questions, elles m'ont souvent avoué qu'il y avait eu avortement, ou bien, elles cherchaient à me donner le change en me disant qu'elles avaient éprouvé de grandes pertes de sang (8).

Les cicatrices à l'orifice de la matrice, méritent une plus sérieuse attention qu'on ne leur accorde communément. Il est notoire que beaucoup d'affections de la matrice, sous l'influence d'un état cacochyme, ne résultent que de cicatrices ; elles ne sont pas moins importantes, sous le rapport des recherches médicolégales (9).

En considérant *le traitement* de l'elkose en question, la thérapeutique nous fournit deux modes de procéder : 1° considérer l'écoulement indépendemment de l'elkose ; 2° l'elkose elle-même.

Si l'on est consulté pour un des cas d'écoulement lochial, longtemps prolongé, on doit, avant tout, tâcher de diminuer sa qualité corrosive, comme l'accident le plus pénible pour la malade. Pour l'effectuer, il faut, en observant la plus grande propreté, faire usage d'injections tièdes de guimauve, de camomille, d'une décoction de cigüe, de bains locaux et généraux. On doit recommander, en outre, une abstinence absolue de toute nourriture irritante, une position horizontale, etc.

L'eau de laurier-cerise, mêlée aux injections, calmera l'irritation nerveuse.

(8) Déjà, au commencement de mes études pratiques de l'art des accouchemens, que j'ai eu le bonheur de continuer pendant plusieurs années sous la direction du célèbre Nægelé, à Heidelberg, j'ai examiné avec une grande attention les cicatrices de la matrice ; mais c'est surtout à Munich que je reçus de M. Weisbrodt, recteur de l'université, professeur distingué et praticien expérimenté, l'occasion d'enrichir mon expérience par des faits. Je voudrais, en toutes occasions, soit ici, soit ailleurs, exprimer à ces maîtres ma vive reconnaissance.

(9) Chez les femmes qui souffrent d'un état catarrhal de la muqueuse de l'utérus, il n'est pas rare de trouver à l'intérieur du museau de tanche des rougeurs et quelquefois des excoriations qui se répandent bien loin ; ces excoriations guériront après que leur cause, l'affection catarrhale, aura cessé. M. Lisfranc les compare aux excoriations sur les joues causées par les larmes dans l'épiphora.

Mais, pour tirer la matrice de l'état d'atonie dans laquelle elle se trouve en pareille circonstance, la teinture de ratanhia ou de canelle, en petites doses, souvent répétées, ont rendu de grands services, des frictions d'eau de Cologne sur le bas-ventre, sont également salutaires.

Le docteur Négri, à Londres, (*Medico-Chirurgical Review, Avril* 1834), avait déjà antérieurement employé avec succès, l'ergot contre les leucorrhées; entre autres, il nous raconte un cas d'une dame de quarante-sept ans, qui, depuis de longues années, souffrait de cette affection, et qu'il a guérie en très peu de temps. Cette dame avait eu neuf avortemens; ceci me donna l'idée d'employer ce remède contre l'écoulement dont nous parlons, concluant par analogie, que les pertes de cette dame pouvaient dériver de ces fréquens avortemens. J'ai eu à me féliciter de l'emploi de ce moyen, dans trois cas différens (j'administrais 18 grains par jour, une dose toutes les trois heures). Dans l'un des cas en question, j'eus à traiter une dame âgée de 28 ans; les pertes lochiales, ou si l'on veut, l'écoulement qui résultait de l'irritation se prolongeait jusqu'à huit mois après les couches, dans les deux autres cas des avortemens avaient eu lieu à trois et à quatre mois.

L'écoulement augmenta pendant les deux premiers jours du traitement par l'ergot, puis il cessa peu à peu. C'est dans de pareilles circonstances que les injections irritantes, les excitans trop énergiques, ou les astringens (les préparations de Saturne par exemple), firent beaucoup de mal; cette méthode n'occasionna que trop souvent l'endurcissement du tissu de la matrice.

Les femmes affectées de pareilles indispositions, principalement celles de la classe ouvrière, ne consultent le médecin que lorsque le mal a déjà acquis une certaine gravité; elles attribuent tous ces accidens aux suites inséparables des couches, et ne recherchent des secours que lorsque l'elkose et ses symptômes se manifestent; et cependant, dans ce cas, lorsqu'on a occasion de soumettre une femme au speculum, on trouve déjà une rougeur répandue sur les lèvres, et parfois des petites érosions qui partent des fissures.

Les médicamens à administrer, si l'elkose existe, sont tout différens; nous commençons d'abord par des injections faiblement irritantes, injections de camomille, de fleur de tilleul, de thé de Chine. Mais ce traitement n'est que préparatoire, il ne saurait produire un effet complet sur l'ulcération; il faut passer à un moyen plus sérieux, à la cautérisation; par cette opération, nous changeons la vitalité de la matrice, nous atteignons la source de l'écoulement; en détruisant les tissus anormaux, nous redonnons à tout l'organe la faculté de participer aux fonctions de l'économie animale; il subira localement divers degrés d'inflammations, mais il finira par guérir.

Nous employons donc le spéculum, et à son aide, nous introduisons un pinceau trempé dans une solution de *nitrate acide de mercure* (deux gros sur quatre onces d'acide nitrique), nous promenons le pinceau sur toute l'étendue de l'ulcère, et nous entrons même, si faire se peut, dans l'orifice, pour cautériser intérieurement les parois de l'organe.

Ce caustique, comme nous le prouverons plus tard, a la propriété de prévenir la dégénérescence morbide, et particulièrement de produire la réaction dans les tissus, d'écarter la cohésion des ulcérations, et d'absorber les secrétions anormales.

Avant de passer à la cautérisation il est nécessaire d'enlever les mucosités qui ordinairement couvrent les parties, par un pinceau ou par une injection provisoire d'eau tiède; c'est, pour de pareils cas, une règle générale.

Cette cautérisation sera répétée de huit en huit jours; cet intervalle est nécessaire pour laisser à l'ulcère le temps de s'animer.

D'ordinaire l'écoulement augmente après la première cautérisation, mais peu à peu il diminue, jusqu'à ce qu'il cesse entièrement. Pendant l'écoulement menstruel il faudra suspendre la cautérisation.

Une salivation survient parfois après la première, mais ordinairement après la seconde cautérisation; je dis parfois, parce qu'elle n'a pas lieu chez toutes les cautérisées. Cette circonstance se pré- présente, si je ne me trompe, chez les sujets qui sont dans un état d'atonie, surtout par suite de pertes de sang considérables : chez eux la matrice est quelquefois dans un état d'atonie complète. Je crois même pouvoir conclure, d'après les observations que j'ai faites, que la salivation se voit plutôt chez les femmes qui ont fait beaucoup d'enfans; les vaisseaux absorbans chez eux fonctionnent avec plus d'activité.

Après l'application de ce traitement il sera nécessaire d'employer encore pendant quelque temps des remèdes toniques; une faible décoction de quinquina comme injection, de même que de l'eau froide, des bains froids dans la bonne saison et une nourriture plus solide, enfin, tous les moyens recommandés par l'art en pareilles circonstances serviront à cet effet.

Les lésions, par l'application peu ménagée du forceps, peuvent produire des déchirures assez considérables au col de l'utérus, et par suite, donner lieu à l'elkoformation; ces ulcères peuvent être rangés, quant à leur traitement, dans la classe que nous venons de décrire.

Il n'y a pas une branche dans notre art où l'abus ait fait tant de mal que dans la pratique des accouchemens; mais grâce aux médecins éclairés de notre époque, cette mauvaise pratique devient de jour en jour plus rare; les efforts des Boër, des Nægelé, des John Burns, des Dubois et d'autres, pour réintégrer la nature dans ses droits sacrés, n'ont pas été sans fruits. Les disciples de ces maîtres se répandent partout, portant avec eux l'esprit éclairé.

Il ne faudrait jamais se presser d'appliquer un instrument pour aider la nature dans ses fonctions; elle est, dans la plupart des cas, assez forte pour ne pas avoir besoin de notre intervention.

Le forceps, instrument dont l'illustre Boër disait avec justice : « Celui qui conçut la première idée de construire un tel instrument a certainement rendu de plus grands services que beaucoup de héros de l'ancien et du nouveau monde, et malgré cela, on ne ne lui a point érigé de monument : Soit! le bienfait de son heureux génie durera plus long-temps que le marbre et le granit! » Le forceps, disons-nous, ne doit être appliqué que par indication réelle; employé ainsi, il sera toujours utile

Malheureusement, dans les grandes villes, où il y a aussi une *médecine de convenance,* l'on n'est que trop complaisant pour hâter l'accouchement par des instrumens.

« Les femmes, dit le professeur Denman dans son 44e Aphorisme, poussées par la crainte et par les souffrances qu'elles éprouvent dans les accouchemens laborieux, demandent très fréquemment elles-mêmes qu'on les débarrasse avec l'instrument, long-temps avant que l'acoucheur soit convaincu de la nécessité de le faire. J'ai remarqué dans une foule de cas qu'il était très utile et très salutaire pour elles de fixer une époque un peu éloignée à laquelle on pourra y avoir recours, si l'enfant n'est pas venu auparavant ; par exemple, six, huit et même douze heures. Dans quelques cas d'une grande appréhension de la part de la femme, il faut la rassurer, calmer son imagination, et lui faire voir même tout ce que l'on se propose de faire avec le forceps. C'est ici principalement que l'homme de l'art doit chercher à se rendre entièrement maître de l'esprit de son malade, en lui inspirant de la confiance, de la patience et du courrage. »

Un instrument éminemment utile peut devenir funeste, confié à des mains inexpérimentées. Souvent on accuse l'art, tandis que l'on ne devrait accuser que celui qui la pratique. Un grand poète allemand a dit : « *Toutes les fois qu'un art décline, il décline par ses artistes.* »

LETTRE QUATRIÈME.

« Extremis morbis extrema exquisitè remedia sunt optima. »

HIPPOCRATES.

Si parfois l'elkose syphilitique se trouve à l'organe dont nous traitons dans cet écrit, il ne faut pas en inférer que nous allons traiter ici de la maladie syphilitique en particulier. Depuis Frascatore, les ouvrages publiés sur cette affection sont peut-être les plus nombreux de la médecine ; toutes les nations civilisées ont produit leurs syphiliographes avec plus ou moins de réputation ; en conséquence, nous n'aurions rien de nouveau à dire, et nous ne ferions que nous égarer dans le labyrinthe des opinions.

Ce n'est qu'en parlant dans notre monographie de la métroelkose syphilitique, que nous nous prononcerons sur la syphilis en général ; nous puiserons dans les documens des temps passés, mais en penchant, toutefois, plus volontiers vers les idées modernes. La médecine actuelle jouit d'une supériorité incontestable relativement à la connaissance de cette maladie. On a établi d'une manière lucide sa nature réelle, une médecine simple et rationnelle.

Une contagion de nature fixe, sous l'influence d'une altération chimico-vitale, se développe et produit la syphilis, pour ainsi dire, comme *generatio spontanea.*

Cette altération, dans la composition chimique de l'économie animale, capable, disons-nous, de produire une matière hostile et nuisible, a été provoquée à une époque bien antérieure par l'abus des fonctions, par le dérangement de l'équilibre avec les agens environnans.

La maladie syphilitique s'est répandue d'abord comme épidémie, puis a pris par degrés son rang parmi les maladies, en se propageant sous les formes les plus diverses, se transmettant héréditairement de génération en génération (10).

Toutes les fois que ce procédé particulier d'altération se renouvelle, la maladie éclate sparodiquement d'une manière isolée, détruisant l'endroit où elle a pris naissance, et portant son action funeste dans tout l'organisme. Les fonctions des organes de la sécrétion paraissent surtout avoir subi une altération, et c'est ainsi que la membrane muqueuse est susceptible de contracter l'affection syphilitique.

La muqueuse, de tous les organes qui servent à l'action du coït, se prête particulièrement à la réception du virus, et certes, la maladie vénérienne a débuté primitivement par les organes génitaux, parce qu'elle s'y reproduit toujours de préférence, et avec ses formes originelles.

Un jour, quand nous serons plus avancés dans la chimie vitale, on démontrera peut-être que les différens organes du corps, suivant les rapports de leur composition, se trouvent en état de développer, ou de recevoir tel ou tel principe contagieux ; et pour-

(10) Cette maladie a perdu de son intensité de génération en génération ; nous pouvons observer cela, pour nous servir de cette expression, en microcosme ; la tendance à l'infection diminue de plus en plus chez une personne en proportion de sa durée, en sorte qu'un contact ultérieur d'une personne syphilitique, quand plusieurs en ont été infectées, ne donne presque plus le mal.

quoi une contagion provoque-t-elle la grippe, la coqueluche, affections des organes respiratoires; une autre la rougeole, les morbili, affections du système dermatique?

Tous les organes génitaux peuvent se trouver exposés à l'infection syphilitique; les parties qui se sont trouvées en contact immédiat en peuvent être particulièrement atteintes.

Or, la matrice, et principalement le col de cet organe, ne souffrent point d'exception à cette règle.

L'utérus, par des accidens connus, peut se trouver plus abaissé dans le bassin, ce qui fait que le contact immédiat s'exerce avec plus de probabilité encore.

Il ne sera pas difficile de prouver, même si l'utérus se trouve dans sa situation régulière, de quelle manière l'affection se propage au-delà du vagin.

La syphilis affectant l'organe, exerce son influence de deux manières : ou l'irritation dans la muqueuse s'établit, et par suite une sécrétion plus abondante d'une nature anormale, *blennorrhagie syphilitique*, ou l'irritation, et le principe vénérien ayant été plus considérable, il en résulte la formation de la membrane de l'ulcère portant le caractère de l'affection, et c'est ainsi que le *chancre* est produit.

Ces deux formes peuvent se présenter réunies ou isolées.

La blennorrhagie est soumise à la loi pathologique d'un état aigu et chronique; le chancre à celle de la métastase, à d'autres parties du système des membranes muqueuses, après un laps de temps plus ou moins rapproché (*Syphilis secondaire*) (11).

Dans l'état aigu de la blennorrhagie il arrive fréquemment que dans toute la circonférence du col de l'utérus, qui présente une teinte enflammée, d'un rouge foncé, on trouve une quantité de *petits ulcères légèrement adhérens*, *d'un rouge jaunâtre*, tandis que l'on voit pendant la durée de l'écoulement chronique un assez grand nombre de *petits ulcères rouges, de forme ronde, creux et*

(11) Dans un cas bien constaté, j'ai observé un chancre secondaire à la mamelle, chez une jeune fille; le chancre primitif que je vis deux mois aupa- avant avait occupé le côté droit du col de l'utérus.

pâles au milieu ; ils ont leur siége sur tout le museau de tanche et se répandent parfois sur le col de l'organe. Dans la blennorrhagie chronique, si on promène le doigt sur la paroi du vagin et autour du col de la matrice, on sentira une masse de petits grains durs et secs, ce sont les follicules irrités, altérés, au milieu desquels les ulcères que nous venons de décrire prennent leur source. Quelquefois ces ulcères se transforment en petits abcès. Dans un cas que j'ai observé, ces petits ulcères se propageaient jusqu'aux nymphes, et y formaient de petits abcès fistuleux. L'utérus dans ce cas était bien bas dans le bassin.

Le *chancre,* siégeant à l'orifice de la matrice ou dans la circonférence de son col, *tantôt rond, tantôt oblong*, a, comme partout, son caractère particulier; *ses bords sont taillés à pic, il est creux, d'un fond grisâtre, quelquefois accompagné d'induration.* La sécrétion de l'elkoformation est d'une odeur désagréable, d'une couleur jaunâtre, sale. Elle est, suivant le degré d'inflammation, plus ou moins abondante. Souvent l'elkose syphilitique est d'une nature fort douloureuse, accompagnée d'une forte inflammation à sa circonférence, et occasione une sensation sympathique dans les organes voisins.

L'étiologie du cas qui nous occupe dirigera principalement notre diagnostic; sans elle, le médecin ne se trouve que trop souvent dans l'incertitude; plus d'une fois j'ai pu me convaincre, que dans des affections syphilitiques nous sommes loin de pouvoir nous prononcer avec une certitude mathématique.

Lorsque dans un état de blenorrhagie aiguë nous trouvons les petits ulcères que nous avons indiqués, au col de la matrice, la première indication thérapeutique consistera à éloigner la blennorrhagie : car les ulcérations légères, dans ce cas, ne sont que le produit de l'écoulement.

On administrera donc avant tout des injections émollientes, faites avec la racine de guimauve, mauve, et autres. Une petite dose de sel d'ammoniac dans l'injection sera également utile. Une grande propreté, surtout des lotions fréquentes d'eau tiède, avancera considérablement la guérison. Un des meilleurs moyens c'est d'agir sur la muqueuse du tube intestinal comme moyen dérivatif, aussitôt que l'état aigu touche à sa fin. Une bouteille d'eau de Sedlitz, de huit à douze gros, selon les circonstances, prise dans la matinée ; une dose d'huile de ricin feront leur bon effet. Après l'emploi du purgatif la sécrétion augmentera, mais elle diminuera bientôt, et perdra de sa virulence. L'état d'irritation une fois éloigné, nous recommandons les injections d'eau de chaux. C'est là le traitement par lequel nous tâchons de combattre la blennorrhagie et l'ulcération superficielle, sans recourir de prime abord à un autre remède. On procédera, du reste, avec les moyens convenables, si l'état général d'irritation des parties génitales l'exige.

L'elkose qui, ainsi que nous l'avons dit, est associé à l'écoulement syphilitique chronique, demandera un traitement plus décidé et plus efficace. Ces ulcères, de même que la blennorrhagie chronique, ne résisteront que trop souvent à tout traitement. Lorsque, sous l'influence des moyens connus contre la blennorrhagie chronique, ces ulcères ne montrent cependant aucune tendance à la guérison, mais persistent, au contraire, dans leur état d'inflammation, pendant que l'écoulement est en voie d'amélioration, alors il faudra recourir à un moyen capable de changer légèrement la vitalité des follicules subjacents, car ce sont eux qui sont primitivement attaqués; nous employons à cet effet des frictions autour de l'ulcération avec l'onguent suivant :

℞ Ungt althæ........................ unc. un.
Lin vol. camph.; ungt belladon., ana .. drachm. dimid.
En faire des frictions matin et soir, au moyen d'un pinceau de charpie.

Très souvent cette médication suffit pour guérir l'elkose ; appliquée aux parois du vagin elle sera également efficace pour son affection granuleuse.

Après l'application de ce moyen nous procéderons à la cautérisation avec du nitrate d'argent en solution ; cette application ne doit se faire que superficiellement, en sorte que les ulcères ne soient que légèrement enduits du caustique, notre but n'est que de détruire l'elkose, et de laisser intact le follicule en-dessous d'elle.

Ces ulcères, ordinairement, sont placés isolément, dans ce cas il faut d'autant plus de précaution pour ne pas porter le caustique sur les parties voisines. Les petits abcès, survenus après l'ulcération, exigent leur traitement spécial.

L'elkose syphilitique, par excellence, *le chancre*, affection locale, doit principalement être traitée localement, surtout si le traitement commence bientôt après la période de l'infection.

Si la phlogose du chancre est imminente, de manière à ce qu'elle cause de vives douleurs à la malade, il faudrait recourir aux adoucissans, ou bien à des saignées locales. Dans ce cas nous appliquerons quelques sangsues sur l'ulcère à l'aide du speculum. Si l'on voulait appliquer les sangsues sur la partie voisine, on risquerait d'enflammer les piqûres, ce qui est d'autant plus probable, que s'il existe une blennorrhagie; il se produira nécessairement de nouvelles exulcérations. L'application des sangsues sur les ulcères, n'est ni très douloureuse, ni nuisible.

Très souvent l'engorgement qui entoure l'ulcère diminue considérablement après leur application.

Une légère inflammation est naturelle aux ulcères en général, dans l'elkose syphilitique elle est plus utile que nuisible; plus l'état inflammatoire persiste dans la membrane de l'ulcère, moins il y aura chance d'une métastase.

Sous l'empire d'une irritation considérable, l'exhalaison s'établira plus abondamment, ainsi que cela a lieu dans toutes les inflammations.

Si l'état inflammatoire persiste, au point de produire l'exhalaison, elle amènera très souvent d'elle-même la guérison du chancre sans aucune suite fâcheuse; en observant en même temps une grande propreté, en évitant de nouvelles irritations nuisibles, et en se maintenant dans le repos; l'emploi d'injections tièdes mêlées de quelques gouttes d'opium la hâteront.

Mais pour que l'enflammation ne suive point cette énergie vitale, et qu'au contraire l'elkose tende à revêtir le caractère atonique, s'abandonnant à la résorption, il est indispensable de recourir à l'art pour opérer un changement dans cette situation. Des *moyens sudorifiques,* tels qu'on les emploie partout dans la syphilis, intérieurement, et la *cautérisation*, médication énergique, et pour ainsi dire anti-vénéneuse, sont les agens dont il faut se servir.

Or, ce n'est que rarement que le médecin a l'occasion, dans les affections syphilitiques de l'utérus, de traiter le chancre dans son origine. Les femmes, à cette période de leur mal, s'adressent rarement aux hommes de l'art. En détruisant la vésicule, et en la cautérisant une ou deux fois, nous empêcherons la formation du chancre. Mais le chancre est formé, et voilà les conditions thérapeutiques à remplir : nous attaquons l'ulcère, dans toute sa surface et toute sa circonférence, par la *potasse caustique*. La cautérisation dans ce cas doit avoir un effet profond et destructif, afin d'écarter complètement cette matière étrangère et hostile à l'organisme, et pour produire à la place d'un ulcère syphilitique, une simple plaie, à la guérison de laquelle rien ne s'oppose. Au risque même d'occasioner une perte considérable de substance, on doit recourir à la cautérisation pour éviter la syphilis constitutionnelle, en considérant pourtant toujours les conséquences.

Pour obtenir ce résultat, le caustique doit être appliqué à diverses reprises dans les premiers temps, pour provoquer l'inflammation et pour amener une guérison définitive.

Il est inutile de revenir sur ce que nous avons déjà dit ailleurs, à savoir, qu'il faut enlever les mucosités qui couvrent ordinairement les parties, avant de procéder à la cautérisation.

A l'aide de cette thérapeutique extérieure, et les sudorifériques à l'intérieur, en observant le repos, un régime sévère et quelques bains tièdes de temps en temps, le chancre, avec l'affection syphilitique entière disparaîtra dans la plupart des cas; mais si la métastase est à craindre, ce qui arrive ordinairement si le chancre est accompagné d'induration, alors nous ne perdons pas de temps, et nous employons le proto-iodure de mercure, d'après la méthode des autorités, comme MM. Biett, Ricord, etc., etc.

La malade ne doit revenir à ses habitudes antérieures que peu à peu.

Nous aurons donc indiqué un traitement simple de la métroelkose syphilitique. Nous aurions pu discuter la valeur d'autres procédés et d'autres remèdes ; nous aurions bien pu prouver en même temps, que le mercure n'est plus ce qu'il a été, un remède exclusif de la syphilis. Le mercure prendra place parmi les autres moyens curatifs de notre art, avec une certaine supériorité, ayant toujours sa valeur sous le rapport individuel.

Mais vouloir traiter par le mercure toutes les affections des parties génitales, n'est digne que des empiriques qui du haut de tréteaux fantastiques proclament leurs miracles au son de la trompette. — *Nomen et omen!* Mercure fut et sera toujours leur dieu.

LETTRE CINQUIÈME.

« Et hæc cognoscere oportere mihi videtur, nimirum, quæ affectiones sexui ex facultatibus ac potentiis, quæ item ex figuris adveniunt.

HIPP.

Il n'y a pas un moment dans la vie où il n'y ait reproduction de la matière. L'intussusception et l'excrétion se renouvellent sans cesse, dès que l'individu, à quelqu'espèce qu'il appartienne, a vu le jour. — Cet acte de la reproduction se manifestera, plus ou moins actif, dans les différentes périodes de la vie, selon la classe à laquelle le sujet appartient dans l'échelle des êtres.

Dans les premières années de la vie, cette composition et décomposition de la matière sont les plus actives. Le système de la nutrition y est en même temps un système de reproduction, bien plus que dans toute autre période. Il faut que l'animal se forme à toutes les propriétés qui constituent un organisme vigoureux et reproductif.

Cette faculté merveilleuse de formation, de nutrition, et d'excrétion, s'opère dans les limites que la nature elle-même a tracées; et tout concourt dans ce but.

Arrivé à l'époque de la puberté, l'organisme est parfaitement disposé à se soumettre à toutes les fonctions qui lui sont imposées; mais, comme dans toute la nature il n'y a pas un accident qui ne devienne l'occasion d'une lutte, nous voyons souvent se former un principe ennemi. Tantôt il est vainqueur, et alors l'individu succombe, tantôt il est subjugué en partie, et alors l'organisme continue de fonctionner, mais luttant et s'affaiblissant.

L'action chimico-vitale, sous des influences telluriques et cosmiques, peut-être tellement altérée, qu'elle fait de l'homme un être monstrueux, qui n'appartient plus à une classe de créatures intellectuelles.

Le crétinisme est-il le *nec plus ultra* d'une affection qui éclate à l'âge de l'enfance, et qui souvent est transportée dans les années de la puberté? nous parlons de l'affection scrofuleuse.

Or, cette maladie, en laissant de côté le crétinisme, se manifestera de différentes manières : 1° l'individu souffre d'une affection totale (*diathèse scrofuleuse*); 2° à l'altération de l'action chimique succède la déposition d'une matière particulière, d'un jaune blanchâtre, facile à égrainer, consistant en grande partie d'*albumine : la matière scrofuleuse* (12); ou bien 3° il s'opère un changement de qualités dans les secrétions normales de l'organisme.

(12) Beaucoup d'auteurs ont fait une description de la matière scrofuleuse comme étant identique avec celle du tubercule. La différence en est pourtant bien frappante, et nous nous plaisons à signaler cette différence en citant les propres paroles de M. Schœnlein, professeur de médecine à Zurich : « Le tubercule, dit ce pathologiste, a toujours une forme ronde, et naît toujours d'une vésicule, ce qui prouve qu'il est une organisation parasite.—Dans les produits scrofuleux, la forme de la matière suit la forme de l'organe, différence qui ressort le mieux dans le cerveau. Le tubercule du cerveau est d'une forme ronde et circonscrite.— La matière scrofuleuse se présente infiltrée dans le tissu qui réunit les différentes formes, sans avoir une forme particulière à elle-même.—Le tubercule possède des organes de nutrition, soit une seule enveloppe (quelquefois même une double) qui lui fournit les matériaux de son accroissement, ou quelquefois même des vaisseaux particuliers (un tronc au milieu, avec ramifications, ayant deux directions, comme dans les formes animales inférieures); de plus, le tubercule présente, selon les causes primitives de l'affection, une diversité de mélange et de structure intérieure.—Dans la maladie scrofuleuse, au contraire, la cause est unique, et ainsi

Partout où la maladie scrofuleuse entraîne l'inflammation et des productions plastiques par conséquent, celles-ci porteront toujours le caractère particulier de l'affection; le pus chez les scrofuleux même paraît avoir un caractère spécifique.

Dans les organes de la végétation se trouve le foyer de la maladie scrofuleuse, et c'est d'ici que part toute la chaîne des symptômes dans le système lymphatique des membranes muqueuses.

La manière dont nous concevons cette maladie avec tous les secours de l'analyse, nous porte à lui donner par excellence le nom de *maladie constitutionnelle* de l'homme.

Une fois développée, dans l'âge de l'enfance, elle se perpétue sous les formes les plus diverses pendant toute la vie.

La femme, qui a tant d'identité encore avec l'organisme de l'enfant, semble avoir une disposition toute particulière pour cette maladie, et cette affection, à son tour, paraît conserver chez elle le plus long-temps son caractère primitif, bien long-temps encore après les années de puberté; on l'a vue reparaître après la cessation du flux menstruel, pendant qu'elle paraissait entièrement éteinte.

Le système génital, chez les femmes, est surtout sujet à l'affection scrofuleuse. La double circonstance d'une organisation lymphatique très prononcée, et la grande étendue de la muqueuse paraissent déjà *à priori*, lui être favorable.

Nous ne traiterons ici, d'après les limites que nous nous sommes imposées, que de ces scrofules qui se présentent comme elkoses de la matrice.

Il arrive plus fréquemment qu'on est dans l'habitude d'admettre qu'il se développe chez des sujets scrofuleux, sous l'influence d'une sécrétion anormale, un état inflammatoire de la matrice qui aboutit à une elkose.

le mélange et la structure sont invariables. — Le tubercule se propage toujours du centre vers la périphérie ; il devient foncé dans son centre. — Il n'en est pas ainsi avec les scrofules ; car la matière scrofuleuse est une agrégation ; ses parties n'ont donc aucun rapport intime entre elles. »

Dans nos observations de l'ulcération scrofuleuse au col de la matrice, nous étions à même de distinguer les particularités suivantes :

L'ulcère conserve son caractère scrofuleux, les bords sont *frangés, ramollis, et disposés à se renverser en dedans; la surface est inégale et spongieuse,* grisâtre, quand, comme il arrive presque toujours, il porte le type atonique; la couleur devient plus rosée lorsque le degré d'inflammation augmente. La base de l'elkose est dure et tuberculeuse.

La muqueuse est plus ou moins tuméfiée, les parties qui environnent l'ulcère sont, pour ainsi dire, minées par la corrosion phagédénique. Il n'y a que peu d'engorgement.

La secrétion de l'elkose est copieuse, très liquide, d'une mauvaise odeur, et corrodante. L'ulcère siège, ou sur l'une des lèvres de l'orifice de l'utérus, ou dans la circonférence de son col. Dans plusieurs circonstances où j'ai observé l'elkose scropholeuse, je n'ai trouvé que des ulcères de moyenne grandeur isolés. J'ai toujours considéré comme indice important pour le diagnostic de l'ulcération scrofuleuse, les *follicules* irrités et engorgés aux environs du col de l'utérus. En promenant le doigt dessus ils se montrent *lisses et tendres, flexibles au toucher;* ces follicules tendent à se transformer en elkose, et l'elkose qui existe provient de leur nombre. Quand ils sont saturés, pour ainsi dire, de la matière scrofuleuse, ils se ramollissent, s'ouvrent en dehors, et présentent alors à notre observation l'image que nous avons donnée de l'elkose scrofuleuse.

Ce signe fourni par la propriété *lisse des follicules,* a encore une importance particulière pour le diagnostic, en cas de doute relativement à une affection syphilitique. Nous avons déjà indiqué la nature des altérations des follicules, associés à une affection vénérienne, follicules qui se trouvent répandus sur le col et les parois du vagin, d'un caractère *granulé, dur,* laissant une sensation désagréable au toucher.

Comme de raison, *l'habitus scrofuleux,* chez un sujet, est un guide sûr dans le diagnostic, mais, là ou il n'est pas visiblement prononcé, il peut toujours y avoir une affection scrofuleuse locale; c'est ce que Hufeland a déjà démontré dans son ouvrage sur les scrofules, première production de son brillant génie. « On peut avoir des scrofules, dit-il, sans être atteint de maladie scrofuleuse; de même qu'on peut être exempt de scrofules avec une affection scrofuleuse. »

C'est ce que j'ai trouvé confirmé, dans plusieurs occasions, chez de jeunes femmes, qui n'avaient rien moins que l'*habitus scrofuleux,* et pourtant les ulcères que j'avais remarqués au col de la matrice étaient d'une nature scrofuleuse.

Vouloir se diriger dans toutes les circonstances d'après l'habitus scrofuleux de l'individu, c'est s'exposer à de grandes erreurs.

Il n'est pas rare de trouver un engorgement scrofuleux au sein des femmes et en même temps au col de l'utérus. Trois cas bien constatés où l'affection débutait à l'utérus sont à ma connaissance personnelle, l'un desquels l'affection scrofuleuse de l'utérus s'est converti en elkose (13).

Dans un autre cas, j'ai vu au col de la matrice d'une jeune fille qui portait le cachet du type scrofuleux, un ulcère qui avait tout à fait le caractère du *lupus vorax.*

Les personnes atteintes de métroelkoses scrofuleuses se plaignent de douleurs vives, mais qui sont plus déchirantes que lancinantes. La tension qui résulte de l'ulcère au col de la matrice leur est insupportable. En général, elles se plaignent de tous les inconvéniens qui caractérisent ordinairement les affections utérines, telles que des pesanteurs, un malaise, etc.

Le *traitement* de l'elkose scrofuleuse doit être toujours dirigé par le principe, qu'elle n'est qu'une manifestation extérieure d'une maladie constitutionnelle. Agir sur tout l'organisme, pour le mettre en état d'imposer un terme au chimisme anormal, est la première condition du procédé thérapeutique; même dans le cas que nous avons indiqué, c'est-à-dire, lorsqu'en général *l'habitus*

(13) S'il y a une affection du sein, l'utérus n'est pas libre non plus, comme cela est prouvé par sir Astley Cooper, dans ses leçons sur le squirrhe.

scrofuleux ne se manifeste pas, et que l'ulcération scrofuleuse isolée se présente : car il faut toujours partir de ce principe, qu'il y a dans l'économie une altération du chimisme, que nous avons à rectifier.

Ainsi, une médication interne et générale remplira la première indication.

Il serait fastidieux de vouloir indiquer ici la quantité de moyens curatifs, qui ont été proposés et employés par les médecins, pour combattre la maladie scrofuleuse. Tous peuvent avoir leur mérite, employé avec savoir et circonspection; mais que le médecin, ici comme ailleurs, se pénètre bien de cette règle, que le degré de participation de l'économie entière à l'affection scrofuleuse, doit seul le guider dans l'application de tel ou tel moyen. Le *calomel*, pour citer quelques remèdes seulement, serait nuisible dans le cas d'un grand relâchement, d'une atonie des organes, tandis qu'il serait un excellent agent dans des cas où ces accidens n'ont pas lieu; l'*iode*, le *brome* et le *chlore*, quoique d'un excellent usage, causeront cependant une grande perturbation chez des malades, dont les organes digestifs sont affaiblis, si l'on n'a soin de les administrer avec beaucoup de précaution.

L'*or*, qui est un moyen excellent contre les scrofules pour les adultes, est pernicieux chez les enfans. Ce remède, dont la vertu anti-scrofuleuse fut signalée pour la première fois par Chrétien, devient de plus en plus usité.

Dans la séance de l'Académie des Sciences, du 3 avril de cette année, M. Legrand a fait nouvellement un rapport sur les beaux résultats obtenus par l'emploi de cet agent, dans les affections scrofuleuses.

Tandis qu'on emploie, contre la métroelkose scrofuleuse, selon son degré d'intensité, des médicamens toniques et amères intérieurement; des injections toniques et astringentes, telles qu'écorce de chêne, de ratanhia, etc.; les bains sulfureux et les bains de mer, si faire se peut, seront également très utiles.

Quelques cautérisations, faites avec le *nitrate d'argent*, sont des moyens appropriés pour combattre l'atonie dans l'ulcère, et pour en amener la cicatrisation ; on peut l'employer deux fois par semaine, en se bornant à cautériser la surface. Le repos et la propreté sont comme ailleurs, les premières conditions de la guérison.

Rarement l'état inflammatoire, dans les elkoses scrofuleuses, exigera l'emploi d'antiphlogistiques ; cependant, ce cas peut se présenter, et le médecin peut-être obligé de les employer.

L'elkose scrofuleuse de la matrice se trouve, selon nos observations, comme nous avons eu l'occasion de le dire, toujours au col de l'utérus, mais nous sommes loin d'affirmer qu'elle ne puisse se présenter, et qu'elle ne se présente en effet, aux autres régions de l'organe générateur.

Partout la structure de l'organe est favorable aux affections scrofuleuses.

L'altération, dans les sécrétions normales des parties génitales de la femme, est un des principaux symptômes de l'affection scrofuleuse. On observe, en effet, chez des jeunes filles, *même* avant la puberté, des fleurs blanches, qui ne sont autre chose qu'un écoulement fourni par la muqueuse des organes génitaux sur l'influence de la diathèse scrofuleuse. On conçoit très bien que l'irritation peut produire l'ulcération, et que l'écoulement à son tour peut facilement entretenir l'inflammation dans l'elkose.

Les fleurs blanches, chez des personnes scrofuleuses, sont toujours en grande abondance ; elles prennent leur source de ces follicules placés en cercle à la surface interne du col de l'utérus et à d'autres parties de cet organe, ainsi qu'au vagin.

Nous n'insistons point ici sur cette affection ; les fleurs blanches occupant une suite entière des lettres de notre écrit sur les affections morbides des parties génitales chez la femme, nous aurons occasion d'y revenir, et nous espérons satisfaire, par notre monographie sur les fleurs blanches, même les plus sévères critiques. Nous possédons déjà de très précieux ouvrages sur ces affections, mais, malgré cela, nous voyons les plus anciens praticiens commettre de grandes erreurs dans le traitement de cette maladie ; et dans plus d'un Manuel écrit pour donner une instruction claire et précise aux élèves, on ne fait qu'augmenter l'embarras ; et je suis assez juste pour reconnaître que plusieurs manuels de Maladies de femmes, publiés en Allemagne, méritent particulièrement ce reproche.

Les Anglais, qui ont appliqué le speculum plus rarement encore que mes compatriotes, quoiqu'ils possèdent, ainsi que nous, d'excellens ouvrages sur les maladies des femmes, commettent de ce côté, encore plus d'erreurs.

C'est en France, sans contredit, que ces affections ont été le mieux étudiées et approfondies.

Nous n'aurions, avant de quitter l'affection scrofuleuse de l'utérus, qu'à ajouter, que les individus chez lesquels nous avons observé cette elkose, étaient tous dans les premières années de la puberté; pas une de ces personnes n'avait encore fait d'enfant. Jamais, jusqu'à présent, je n'ai eu l'occasion d'observer une elkose scrofuleuse à la matrice chez des personnes au-dessous de quinze ans.

Attendons donc le résultat ultérieur de nos recherches subséquentes.

LETTRE SIXIÈME.

« Qui bene distinguit, bene-medebitur. »

L'elkose dont nous traiterons dans cette lettre, nous lui avons donné le nom d'hémorroïdale, expression vague à la vérité, mais adoptée pour désigner la classe entière d'affections du système veineux; afin de donner, de prime-abord, une idée du but que nous nous sommes proposé. Nous prions, du reste, nos lecteurs de se souvenir de cette règle de Pascal : « De n'employer dans la définition des termes que des mots parfaitement connus ou déjà expliqués. »

Nous avons appelé la maladie scrofuleuse, *maladie constitutionnelle par excellence de l'homme;* nous avons démontré que toutes les affections isolées de cette maladie ne sont autre chose qu'une manifestation extérieure d'un état anormal du chimisme vital.

Or, les hémorroïdes, pour nous, ne sont que la seconde métamorphose de ce protée de l'organisme, métamorphose qui acquiert encore un plus haut degré à son développement sous la forme de cette maladie, que les nosographes ont appelé *arthrite*. Dans l'affection scrofuleuse, le chimisme vital était changé, pendant que la nature travaillait à développer le sujet, à produire, en un mot, l'individu parfait; la maladie hémorroïdale se présente accompagnée d'une altération des fluides du chimisme dans une période de la vie où les fonctions de la reproduction sont les plus vivaces.

Les organes sont là, il ne faut que les nourrir; pour les faire durer, il faut reproduire la matière. Voilà un procédé chimique bien sérieux, établi dans les organes de la nutrition, organes dont les diverses fonctions de la reproduction, telles que la sécrétion de la bile, du suc pancréatique, viennent contribuer à la composition du chyle.

Le chimisme vital une fois perverti à l'âge du développement, ne regagnera plus son état normal dans l'âge de la maturité. Les conditions en sont changées; c'est pour cela que nous voyons éclater tant d'orages dans tout l'organisme partant tous du système veineux. C'est dans le système de la veine porte que se trouve le foyer de cet état d'altération chimique; elle existera d'abord à un degré inférieur; le sang veineux n'est plus poussé avec autant de force vers le centre de la respiration; au contraire, il s'établit une congestion passive vers le bas, et de là des stases dans toutes les parties sous-diaphragmatiques de l'organisme. Il en résulte toute cette masse de symptômes d'oppression, de constipation, de cardialgie, etc. C'est ainsi, disons-nous, que se développent ces affecions locales par une gêne dans la circulation.

On a désigné par le nom de *maladie hémorroïdale* tous ces syptômes réunis.

Cette maladie hémorroïdale, ou plutôt, hâtons-nous de le dire, cette altération de fluides dans les organes de la nutrition, soit qu'elle existe comme prodrome ou comme maladie déclarée, peut, sous l'influence d'une reproduction trop prononcée, ou, pour nous servir d'une expression plus usitée, par une nourriture trop substantielle, associée en même temps à une vie peu active, arriver à un tel point de corruption que l'économie soit forcée, pour soutenir son équilibre, de se délivrer de ces matières hostiles par une sorte de despumation violente et par un bouleversement général. Nous parlons de l'*arthrite* et de ses conséquences.

Nous ne discuterons pas ici au long cette grave et intéressante matière ; vouloir épuiser cette question dans les limites que nous nous sommes imposées, est chose impossible ; nous passons donc à notre sujet.

Toutes les parties sous-diaphragmatiques peuvent, par préférence, devenir le siége de l'affection hémorroïdale ; la *matrice* n'en est pas exempte, ainsi que les femmes qui approchent de l'âge critique nous en offrent l'exemple. Les hémorroïdes de *l'utérus*, outre les symptômes généraux de l'altération dans l'économie, offrent des signes locaux bien prononcés, tels que des pesanteurs au fondement, des tiraillemens, des douleurs dans le dos, des démangeaisons dans l'anus et dans le vagin, avec une sorte d'irritation qui porte les femmes au désir de la copulation ; un malaise général, des maux de tête à la partie frontale (*dolor gastricus*). Il y a quelquefois difficulté à uriner, ou bien aussi, quand la matrice est très basse, les femmes sont obligées d'uriner à chaque instant.

Lorsqu'on examine l'état de la matrice dans ces cas, on trouve souvent un engorgement assez considérable au col de l'organe ; le museau de tanche en même temps présente une tuméfaction qui donne au toucher la même sensation qu'une sangsue gorgée de sang ; quelquefois on peut très bien distinguer des veines variqueuses isolées. Ceci paraît être le premier degré hémorroïdal de l'utérus.

Nous ne parlons pas ici d'une hypertrophie qui se présente parfois au col de l'utérus, affection résultant d'une phlegmasie chronique, accompagnée quelquefois de petits ulcères qui disparaissent promptement, aussitôt que la phlegmasie est combattue, soit par des sangsues, soit par des médicamens émolliens.

Mais quelquefois le col de l'organe générateur, ainsi que les parois voisines du vagin, sont engorgés par des varices, d'où s'écoule, comme par le rectum, de temps en temps, un sang foncé ; d'une odeur désagréable, parfois mêlé de mucosités verdâtres ;

cet écoulement est indépendant du flux menstruel. L'engorgement dans ce cas, est accompagné d'ulcérations peu considérables. L'*elkose* a la forme de dartres à croûte épaisse, d'une couleur rouge beaucoup plus foncée que celle du col de la matrice. Ces ulcères sont la suite de cette transpiration anormale locale, qu'on trouve si souvent chez les personnes affectées d'hémorroïdes, sueur d'une odeur particulière et quelquefois corrodante. En touchant l'organe il saignera très facilement.

Les hémorroïdes de l'utérus sont quelquefois accompagnées d'*ulcérations plus graves.* Cette aggravation est le résultat d'une grande gêne de circulation dans les veines; l'*elkose* alors envahit facilement tout le col, et présente une *couleur grisâtre entourée d'une auréole violacée, des callosités inégales, peu animées,* couvertes de la matière que nous venons de décrire sous le nom d'écoulement hémorroïdal. Ces ulcères ne sont pas bien douloureux; c'est plutôt l'écoulement, qui gêne quelquefois beaucoup.

La plupart de ces cas, qu'on regarde en France comme ailleurs comme des ulcères atoniques, ne sont que des affections résultant d'une gêne dans la circulation.

L'ulcération atonique n'est pas une classe *sui generis;* il n'y a pas une elkose qui ne puisse être qualifiée d'état atonique, si l'économie entière se trouve dans un tel état; c'est pourquoi nous ne pouvons pas dire non plus que nous ayons observé une ulcération scorbutique, quoiqu'il se présente une ulcération de cette nature à l'utérus, produite par une grande débilité dans l'organisme.

Il n'est pas rare de voir l'infiltration des extrémités accompagner les ulcères hémorroïdales.

Les auteurs ont signalé une affection maligne de l'utérus, qui, à son début, peut facilement être confondue avec l'affection hémorroïdale; c'est lorsque la matrice est gorgée de sang que le col est couvert d'ulcérations superficielles qui saignent facilement, et dans lesquelles il se développe une espèce de tumeur variqueuse, tumeur qui paraît se former des varices isolées. Cette grave affection, désignée sous le nom de *fongus hæmatode* a été observée par plusieurs praticiens. La marche de cette maladie, l'état général de la malade, l'effet du traitement peuvent servir à en éclairer le diagnostic. Une hémorragie abondante ne sera pas rare dans cette affection.

Au début de la maladie, la cautérisation peut être utile.

Le *traitement* de l'elkose hémorroïdale doit être particulièrement basé sur la qualité constitutionnelle de la maladie; tout en employant des moyens internes, les remèdes externes peuvent pourtant être d'une grande utilité.

Nons avons donc pour but thérapeutique de diminuer l'engorgement et de faire disparaître les ulcérations. Pour arriver à cette fin, nous administrons le soufre uni au *borax*, dans la proportion suivante :

℞ Flor. sulf. loti; tart. borax.; sacch. albi..... ana unc. *ii.*
M. F. Pulvis.
S. Une petite cuillerée matin et soir.

Cette médication offre le double avantage, que, pendant que le soufre change le chimisme anormal du sang veineux en général, et suspend par sa force excitatrice la gêne dans la circulation et diminue la stagnation dans les veines, le *borax* est d'une utilité incontestable par l'influence qu'il exerce sur l'organe générateur. Le *borax* prouve son efficacité comme emménagogue et antispasmodique en même temps. On n'aura qu'à se louer de ce sel. Le *soufre* exercera une influence indirecte sur l'engorgement. En produisant des selles plus liquides, en augmentant en général toutes les sécrétions, et particulièrement celle de la transpiration, l'exhalaison anormale cessera, et les ulcérations entretenues par elle perdront bientôt la source qui les alimente, et guériront encore plus vite si l'on emploie en même temps des injections diaphorétiques; par exemple: une légère infusion de fleurs de sureau matin et soir.

Le *borax* changera la disposition anormale de la matrice pour les stases veineuses, et, quoique les règles ne soient pas supprimées pendant l'existence d'une affection hémorrhoïdale dans l'utérus, il est néanmoins probable que la fonction de la menstruation soit un peu altérée. Régler les fonctions est donc une thérapeutique rationnelle.

On n'aura pas souvent besoin de recourir aux antiphlogistiques, à cause de l'elkose et de l'engorgement; l'application de quelques sangsues, à l'aide du speculum, à l'utérus ou aux cuisses est souvent très utile, s'il y a des varices isolées sur le col et aux parois du vagin. En appliquant les sangsues nous diminuons localement la stagnation du sang, et nous déterminons une congestion active vers la partie, congestion active qui n'est nullement nuisible dans ce cas.

Il ne faudra pas appliquer les sangsues sur l'ulcère même.

Dans les ulcérations hémorroïdales plus prononcées, la médication recommandée ci-dessus ne suffira pas seule; il faut y ajouter une position horizontale aussi long-temps prolongée que faire se peut, pour obvier à la gêne de circulation; il faut employer aussi, de temps en temps, une légère cautérisation, avec le nitrate d'argent, sur les ulcérations, pour les animer. Si la femme souffre beaucoup, par la virulence de l'écoulement, on administrera des injections émollientes, mêlées d'eau de laurier-cerise ou de laudanum, en quelques gouttes.

Le traitement consécutif sera toujours dirigé d'après la position de la malade et les règles de l'art. Des bains tièdes, et froids plus tard, ne doivent pas être négligés.

Si la difficulté d'uriner existe, la sonde est indiquée. Nous voulons pourtant profiter de cette occasion pour faire observer que l'application de ce moyen doit être beaucoup plus restreinte qu'elle ne l'est; il y a même des cas où son emploi est presque impossible, particulièrement dans des cas d'hémorroïdes.

Le spasme de la vessie est le plus souvent la cause qu'elle ne remplit pas ses fonctions chez la femme; eh bien, avant de tourmenter la malade avec votre sonde, employez donc un moyen antispasmodique, un onguent ainsi composé :

℞	Axonge	once et demie.
	Linim. camphor...................................	gros *ii*.
	Laudan. de Sydenham..........................	gouttes *xx*.

Employé en frictions sur la région vésicale, rendra de grands services.

Je n'oublierai jamais ce qui m'est arrivé, dans une circonstance semblable, chez une jeune dame ; la difficulté d'uriner persistait et menaçait d'avoir des suites dangereuses ; un vieux praticien, médecin distingué, avait vainement essayé d'introduire la sonde ; moi, je réussissais encore moins. J'avais lu alors l'excellente thèse de M. Larcher, de Nancy, sur le cathéterisme chez la femme ; grâce à cette lecture, mes connaissances sur cette opération étaient devenues plus solides ; je voulais en profiter dans cette occasion ; mais, malgré l'attention la plus scrupuleuse, je ne pus vaincre l'obstacle ; j'eus alors recours au moyen indiqué, qui me réussit parfaitement, et depuis je l'ai employé en pareils cas avec le même succès ; il est étonnant de voir avec quelle force la vessie expulse l'urine après l'emploi de ce moyen.

Ce n'est pas ici le lieu d'entrer dans de plus grands détails au sujet de cette affection, des dartres hémorrhoïdales à l'anus, ou aux lèvres de la vulve ; nous dirons seulement, que leur présence simultanément avec une indisposition utérine, devient une importante indication pour le diagnostic.

Des symptômes nerveux, consécutifs, dans d'autres parties du corps, ne sont pas rares chez les femmes atteintes d'hémorroïdes de l'utérus, et cet organe, le vagin, la vessie urinaire et l'urètre, à leur tour, sont affectés d'une vive douleur, s'il y a des hémorroïdes à la muqueuse rectale, ainsi que cela est démontré par M. Bushe, de New-York, dans ses remarques cliniques sur les affections hémorroïdales (*Medico-chirurgical review of London*, avril 1838).

Le même médecin nous rapporte entre autres cas, celui d'une dame de vingt-neuf ans qui le consultait pour une affection recto-hémorroïdale ; elle était mal réglée depuis trois ans, les hémorroïdes étaient douloureuses et fluantes, accompagnées d'une difficulté à uriner ; elle se plaignait en même temps d'une sensation désagréable dans la vulve, et elle ajoutait qu'elle ne pouvait cohabiter avec son mari sans éprouver de très vives douleurs. Chez cette dame, quand les hémorroïdes cessaient de couler, le flux mensuel était abondant, *et vice versâ.*

Des cas pareils peuvent donner lieu à des méprises de diagnostic; ils peuvent bien coexister avec l'affection hémorroïdale de l'utérus, mais il est rare alors que le rectum se charge de la fonction mensuelle de cet organe.

L'ulcère rhumatismal a un caractère particulier. Le voit-on à la matrice? je ne puis ni prouver, ni nier son existence, je ne l'ai jamais observé.

Dans la lettre suivante nous aurons à entretenir nos lecteurs de l'affection arhtritique, et nous y serons plus succincts encore qu'ailleurs; mais, nous ne sommes pas moins pleins de confiance dans l'indulgence de ceux qui nous ont suivis jusqu'ici.

LETTRE SEPTIÈME.

« Abdomen arthritidis officina. »

L'organisme dans l'*arthrite*, disions-nous, est forcé, afin de maintenir son indépendance, de chercher son salut dans une traduction au dehors ; nous aurions dû dire que cette disposition à se débarrasser d'une matière étrangère, en l'expulsant hors du cercle de son développement, est un événement qui a lieu le plus souvent chez *l'homme*, tandis que chez *la femme* la maladie se promène ordinairement dans les régions intérieures. Rarement chez la femme, l'arthrite se présente sous la forme goutteuse (*podagra*), et les dépôts arthritiques ne se trouvent point aussi fréquemment, non plus, que chez l'homme, mais en revanche on trouve des femmes dont l'âge critique est passé, et d'autres dans les premières années de la puberté, chez lesquelles la suppresion des règles va s'accompagner d'arthrite ; l'utérus alors peut devenir l'organe qui se prête à la réception du dépôt arthritique. L'observation nous avait prouvé que des femmes affectées de cette maladie se plaignaient souvent en même temps d'une douleur à la matrice, de pesanteur au fondement, d'un écoulement visqueux et gluant, circonstances qui nous engagèrent à fixer notre attention sur ce point important. Ainsi nous fûmes assez heureux, après des recherches fatigantes, continuées pendant presque trois années, d'observer cinq cas dans lesquels une affection de la matrice co-existait avec l'arthrite du sujet. Nous avons examiné cette affection avec conscience et réflexion, et nous sommes parvenu au résultat que l'engorgement, observé au col de l'organe générateur, n'était rien qu'un dépôt comme on a l'occasion de le voir très souvent chez les personnes affectées d'arthrite. Cet engorgement, dans un de ces cas, était en même temps accompagné d'une induration.

Eh bien, chez deux de ces personnes, l'engorgement s'est converti depuis en ulcère, dont nous allons donner tout à l'heure la description.

L'origine de l'arthrite, comme nous l'avons indiquée, peut bien démontrer que cette affection doit se développer facilement dans un oragne où le système veineux a tant d'étendue, où l'altération du sang peut si promptement se produire; mais il y a encore un autre point bien remarquable, qui nous autorise à soutenir cette thèse, c'est l'élément fibreux qui fait partie de la structure de l'organe générateur.

La cause de l'arthrite m'a toujours vivement préoccupé, et je me suis souvent dit à moi-même : « En vérité, Stoll n'a pas eu tort d'avancer que l'affection arthritique consiste dans *une surabondance de bile, mêlée de sang,* surtout dans le système de la veine-porte.

Les deux cas dont nous venons de parler viennent à l'appui de cette opinion.

Le premier cas s'est présenté chez une dame de cinquante-cinq ans, qui avait perdu ses règles il y a six ans; cette femme souffrait continuellement d'une douleur fixe à la région hépatique, en même temps qu'elle éprouvait une douleur au côté gauche de la matrice; des signes d'arthrite se manifestaient accompagnés de ces maux de tête particuliers, de cette sudation glutineuse; l'affection du foie devenait de jour en jour plus pénible, mais elle disparut tout à coup après un vomissement par lequel des flots de bile furent évacués. Il n'en était pas de même à l'égard de la douleur à la matrice, en l'examinant, on trouvait sur le côté gauche du col de l'utérus, deux ulcères de la forme suivante : *entouré d'une callosité tuberculeuse et d'une auréole violacée, se présentait un fond foncé, d'où on voyait suinter une sécrétion liquide, sale, corrodante. La surface du fond de l'ulcère n'était pas tout-à-fait unie ; il y avait une fissure au milieu de l'un de ces ulcères.*

L'autre cas se présentait chez une dame de cinquante ans; ses règles ne venaient plus depuis dix-huit mois, riche et bonne vivante; prêtresse zélée de Vénus, peut-être dans sa jeunesse, elle souffrait beaucoup d'une douleur fixe dans le bassin, son teint était jaunâtre, et cette couleur devenait plus jaune quand elle s'emportait. L'examen montrait une ulcération à la lèvre postérieure de l'orifice, de même nature que celle que nous venons de décrire ; mais il y avait encore quelque chose de plus remarquable; il se trouvait une petite induration avec l'engorgement à côté de l'elkose.

Nous avons été assez malheureux pour perdre depuis ces personnes de vue, et nous avons jusqu'à présent manqué d'exemple pour pouvoir déterminer, avec plus d'assurance, l'elkose arthritique, et de prescrire un traitement qu'il serait pourtant toujours nécessaire d'employer avec beaucoup de réserve, car les *malades nous assuraient qu'elles se trouvaient beaucoup plus libres de leurs souffrances arthritiques, pendant que l'ulcère se développait et que l'écoulement se montrait.* Nous espérons remplir un jour cette lacune, mais nous regardons comme de notre devoir de signaler cette affection de l'utérus.

La bile, nous en avons la sincère conviction, n'est pas étrangère à la désorganisation de la matrice, dans l'arthrite comme dans une autre affection plus funeste qui sera le sujet de la lettre suivante.

Nous ne voulons pas quitter cette classe d'ulcère sans dire encore un mot d'un moyen curatif, que nous avons recommandé dans l'affection hémorroïdale, et qui était également mis en usage dans l'arthrite, nous parlons *du soufre*. Il est reconnu que ce médicament a la qualité de rappeler la syphilis guérie en apparence, par le mercure. Deux cas qui démontrent la vérité de cette *assertion*, me sont personnels. Un jeune compatriote, un bijoutier, me consultait pour une affection hémorroïdale bien prononcée, affection qui n'est pas rare chez beaucoup d'ouvriers de cette profession; au surplus, il avait des boutons hémorroïdaux à l'anus; je lui ai ordonné des fleurs de soufre associées à la crême de tartre, une cuillerée avant le coucher, pour régler ses selles.

Après huit jours de traitement, ce jeune homme vint me voir pour me faire le triste récit de son malheur, en me montrant deux chancres sur le gland du pénis qui étaient presque guéris, comme il disait, par des pillules mercurielles et qui s'empiraient de nouveau le troisième jour de l'emploi de mon ordonnance. Je me suis convaincu de l'exactitude de son rapport, qui d'ailleurs était d'accord avec les observations qu'on avait faites dans plusieurs villes d'Allemagne, célèbres par leurs sources d'eau minérales fortement chargées de soufre. La syphilis se montrait toujours de nouveau après leur usage. Un autre cas, chez une blanchisseuse, est presque égal à celui-ci; ces observations prouvent donc :

1° Que l'emploi du soufre peut démontrer si une affection est syphilitique ou non, elle s'empirera dans le cas affirmatif;

2° Que, par le soufre, on peut s'assurer s'il y a encore quelque reste de syphilis dans l'économie; elle se déclarerait de nouveau, si elle avait été traitée par le mercure.

LETTRE HUITIÈME.

« Affinis calculo scirrhus Boerhave. »

Nous voilà arrivés sur un terrain qui a servi d'arène aux luttes les plus animées, et où les champions les plus illustres ont planté leur drapeau.

L'affection cancéreuse, ennemi destructeur de l'organisme, a été le sujet des plus vastes recherches, depuis les temps les plus reculés jusqu'à nos jours, et a préoccupé les esprits les plus éminens de la science. Nous essaierons d'en tracer ici un tableau simple et aussi fidèle, que les bornes restreintes de ces lettres le permettent. Pour mieux y réusir, il sera nécessaire de nous reporter pour quelques instans sur ce que nous avons dit des ulcérations en général.

Les ulcérations de tous genres, par suite d'une lésion traumatique, les ulcères scrofuleux, syphilitiques ou autres, négligés ou faussement traités, peuvent acquérir un caractère pernicieux. La pratique nous montre tous les jours, qu'un ulcère syphilitique peut devenir phagédénique, rongeant, accompagné d'une mauvaise sécrétion. Une ulcération scrofuleuse peut changer son caractère primitif et devenir opiniâtre à guérir, douloureuse, d'une sécrétion corrodante.

Cet état de chose apparaîtra encore plus souvent, toutes les fois qu'une ulcération quelconque aura été changée dans son type primitif, par la complication d'une autre affection. Si un sujet scrofuleux est atteint d'un chancre, ou si une lésion traumatique survient, cette complication devient certainement funeste; elle changera la nature entière de l'elkose. C'est ainsi que nous observons souvent des ulcères présentant tous les signes d'un état de malignité, de sorte qu'on peut les confondre avec des affections cancéreuses.

Il ne faudrait donc pas désigner une telle affection, qui n'est que la suite d'une ulcération non maligne, par le nom d'ulcère carcinomateux; il vaudrait beaucoup mieux lui donner celui *de maligne*, et laisser au carcinome, maladie *sui generis*, sa fatale dénomination.

Comment d'abord reconnaître que la malignité de l'elkose, est l'épiphénomène d'une ulcération non cancéreuse? La constitution générale du malade, la participation de l'organisme entier, l'étiologie, la marche, les conséquences, l'âge, et enfin le succès d'un traitemement soit antiscrofuleux, soit antisyphilitique, peuvent vous démontrer si l'origine de l'elkose, est cancéreuse ou non. Nous sommes convaincus que toutes les affections dites cancéreuses, guéries par des moyens médicinaux, n'étaient que des ulcérations scrofuleuses, hémorroïdales ou autres. Est-on parvenu une seule fois à guérir, par de semblables moyens, cette terrible maladie, le cancer? Tous les médecins qui vous répondent affirmativement ont-ils suivis, je vous le demande, la marche de la maladie? Ont-ils dit: « J'ai d'abord observé le squirrhe, il se transformait en cancer, et je l'ai guéri? Certes, jamais un tel langage n'a été entendu, et ne se fera jamais entendre. Malheur au médecin qui ferait de l'homme, dépôt sacré qui lui est confié, le sujet d'une telle expérience.

La difficulté qui se rattache au diagnostic de cette affection a fait commettre des fautes énormes aux chirurgiens. Plus d'une victime est tombée sous le fer de l'un, pendant que l'autre, avec plus de précaution et plus d'assurance dans son diagnostic, est parvenu à sauver son patient.

Le cancer ulcéré même n'a pas de signes tellement distincts et tellement caractérisés, qu'il n'y ait quelquefois possibilité de le prendre pour une ulcération syphilitique, scrofuleuse, etc.; celle-ci offrant très souvent tous les signes du cancer sans l'être. « C'est ici que le médecin peut être éclairé par les avantages ou les désavantages, résultant d'un traitement antisyphilitique ou antiscrofuleux, ainsi que par la circonstance, *que les douleurs qui s'associent au cancer ulcéré*, sont calmées par des émolliens et calmans, mais augmenteront après l'emploi d'excitans. » (CHELIUS, page 216; *Manuel de Chirurgie,* Heidelberg 1836).

Cette remarque, faite par mon célèbre maître, ce professeur si habile et dont les paroles sont des oracles pour ses nombreux élèves, cette remarque, dis-je, m'est devenue de plus en plus claire, depuis que j'ai commencé à observer moi-même. J'ai vu des ulcérations, qui portaient le cachet du cancer, mal soignées par les malades ou empirées par leur médecin, guéries par des chirurgiens distingués de la capitale, par les moyens les plus simples. Le squirrhe, d'où venait le cancer, peut, comme le cancer même, être confondu avec une autre affection : nous voulons parler de *l'induration simple.* Voici les signes qui peuvent servir à établir la différence entre ces deux affections (14): *L'induration* est précédée d'une inflamation aiguë; il n'en arrive pas de même pour le squirrhe; *l'induration* n'est jamais aussi dure, aussi tuberculeuse, aussi rétrécie que le squirrhe; *l'induration* ne produit pas de douleurs comme le squirrhe; *l'induration* peut rester stationnaire et benigne pendant

(14) C'est certes par une erreur de diagnostic que les chirurgiens anglais, depuis Cheselden, ont répété avec Sharp (*Operations of Surgery*) : " When a scirrhus has admitted of a long delay before the operation, the patient seems to have a better prospect of cure, without danger of a relapse, than when it has increased, very fast and with acute pain. "

toute la vie ; le squirrhe se métamorphosera tôt ou tard en cancer ; l'induration peut devenir la couche du squirrhe.

Voici comment s'explique, sur le cancer, le savant auteur *du Précis d'Anatomie pathologique* (tom. premier, pag. 501) : « Quest-ce que le cancer, et dans quelle classe de maladies faut-il le ranger? A mon avis, le cancer n'est pas une altération particulière ; toutes les lésions, soit de nutrition, soit de sécrétion, arrivées au terme où on les voit se terminer par une ulcération qui étend de plus en plus ses ravages, soit en superficie, soit en profondeur, voilà le cancer. Cette expression toute métaphorique, qui appartient à l'enfance de la science, comme celle d'inflammation, n'indique que la terminaison commune d'altérations différentes les unes des autres. Je ne crois pas que l'on puisse maintenant répéter, avec Bayle et Lænnec, que le cancer est une altération *sui generis* caractérisée par la présence des tissus squirrheux ou encéphaloïde, soit isolés, soit combinés. D'une part, en effet, il n'est nullement rare de constater sur le cadavre l'existence de ces deux productions, bien qu'on n'ait observé pendant la vie aucun des accidens qui, d'après les auteurs, accompagnent le cancer, de telle sorte qu'en pareil cas, on a les caractères anatomiques de la maladie, sans en avoir les symptômes. D'une autre part, on rencontre ces symptômes dans plus d'un cas, où, par l'anatomie, on ne peut découvrir ni squirrhe ni encéphaloïde.

« En effet, le simple développement d'un réseau capillaire insolite, à la surface ou dans la trame de la membrane tégumentaire interne ou externe, une ancienne fluxion vers une portion de membrane muqueuse, sans qu'il y ait changement réel dans sa texture, l'hypertrophie d'un point de cette membrane ou du derme, un bouton, une excroissance, qui s'élèvent des surfaces muqueuses ou cutanées, et qui ne sont formés que par une simple expansion du tissu propre des membranes, sans traces de formation nouvelle, l'épaississement du tissu cellulaire, l'infiltration de ses mailles, par une matière albumineuse ou gélatineuse, l'induration rouge ou blanche des ganglions lymphatiques, induration dans laquelle il n'y a pas plus de tissu accidentel qu'il n'y en a dans les poumons en hépatisation rouge ou grise, voilà autant de lésions qui, aussi bien que la matière encéphaloïde et le squirrhe, peuvent toutes se terminer par la destruction de la partie ou elles se sont développées et par la production d'une ulcération qui tend sans cesse à s'agrandir en tous sens. Toutes ces lésions, qui n'ont aucun caractère anatomique commun, peuvent avoir de commun ce mode de terminaison; toutes, dans la derniere période de leur existence, deviennent ce qu'on a appelé un *cancer*.

« Il s'agit, pour le praticien, de déterminer, d'après ce que l'expérience lui a appris, si telle lésion, par son mode de développement, par sa marche, par les symptômes locaux ou généraux, qui l'accompagnent, lui paraît devoir se terminer par une ulcération qui, au lieu de se cicatriser, tendra à s'agrandir en tous sens, à détruire lentement ou rapidement tous les tissus environnans. Cette lésion, il l'appelera *cancer*, non parce quelle est constituée par telle ou telle production morbide, mais parce quelle tend vers la terminaison indiquée, en produisant dans toute l'économie un trouble général, en rapport avec la gravité de l'affection locale. »

— Toutefois, l'affection squirrheuse et sa suite le cancer, ne nous paraissent être que la traduction extérieure d'une maladie de l'organisme entier; c'est l'altération la plus dangereuse, la cacochymie la plus complète dans l'organisme, qui se porte de préférence vers des organes qui, par leurs fonctions, leur structure, se prêtent plus volontiers à recevoir le dépôt par l'influence d'une débilité ou d'une irritation.

Cette manifestation topique peut être *complète* ou *incomplète; complète*, si l'organe a pris sur lui toute la matière du chimisme altéré; très souvent, en effet, on dirait que la formation du squirrhe marque l'achèvement ou le terme de la despumation; *incomplète*, si l'altération du chimisme continue avec ses symptômes, à tel point, que si l'affection locale était éloignée, elle se formerait de nouveau *(cachexie cancéreuse)*.

« Où est le foyer de cette altération chimique? » Voilà une question bien grave souvent soulevée, et pas encore résolue. On a pensé que dans la sécrétion biliaire, dans le système hépatique, ainsi que dans d'autres affections déjà indiquées, se trouve aussi la source de cette altération d'une nature particulière. C'est une hypothèse comme il y en a beaucoup ; mais, si une hypothèse peut avoir quelque chose de vrai, il paraît que c'est celle-ci.

J'ai vu deux cas d'affections cancéreuses des organes génitaux, chez des personnes qui ont souffert beaucoup, en même temps, d'affections hépatiques et de calculs biliaires, et je me souviens d'avoir vu une femme, dans un des hôpitaux de la capitale, qui venait pour se faire opérer d'une tumeur maligne de l'utérus, et qui mourut avant l'opération, et dont l'autopsie prouvait qu'elle avait une quarantaine de calculs dans la vessicule du fiel.

Les auteurs citent des cas pareils; il est probable que la coloration particulière des personnes affectées du cancer, n'est même rien qu'un état ictérique. Je laisse cette observation au jugement des médecins expérimentés; j'ajouterai seulement que depuis longtemps les anciens ont regardé le sang altéré comme la cause du squirrhe, et ont trouvé son origine dans la même source.

Passons maintenant à la description succinte de ces affections; nous aurons d'abord, en première ligne, à décrire les signes pathognomiques du squirrhe.

Le squirrhe se présente comme induration d'une telle solidité qu'elle crie, pour ainsi dire, sous le scapel qui l'incise; cette dureté varie beaucoup, depuis celle de la couenne de lard jusqu'à celle du cartilage; il est d'une température froide. Tout organe qui est attaqué du squirrhe perd sa forme primitive, le testicule squirrheux n'est plus oviforme, le sein n'est plus hémisphérique, le col de l'utérus n'est plus conique, les petites artères de l'organe sont rétrécis, les veines, au contraire, deviennent plus larges.

Cette organisation anormale, le squirrhe, excité, irrité et enflammé se transforme en *cancer,* il devient ulcéré, et voici les signes qu'il présentera en général.

La surface, ordinairement, est très inégale, parfois hérissée de végétations d'une couleur rouge blafarde ou d'un brun livide; les bords de l'ulcère sont renversés en dehors; très souvent il y a encore dureté partielle au milieu de l'ulcération ; quelquefois ils sont taillés à pic, le fond de l'ulcère est couvert d'une couche grisâtre, mollasse, putrilagineuse; la suppuration est fétide, ichoreuse, sanieuse, corrodante au point d'excorier les parties extérieures et voisines; les ganglions voisins sont gonflés et se ramollissent.

Nous avons déjà indiqué qu'il y a des organes qui se prêtent, par leurs fonctions et leur structure, de préférence à l'impression de l'affection cancéreuse.

La matrice paraît avoir une disposition particulière pour cette affection; ses fonctions importantes, l'excitation et l'irritation perpétuelle de cet organe, sa structure anatomique, tout lui est favorable.

C'est ordinairement le col de l'organe générateur qui est particulièrement atteint; cette partie, ainsi que le museau de tanche, commencent à se tuméfier; ils deviennent durs, inégaux, douloureux, ramollis sur plusieurs points, et portent enfin tous les signes que nous avons indiqués pour le squirrhe.

Déjà, pendant ce développement, les malades éprouvent des douleurs dans les cuisses, les lombes, des pesanteurs au fondement; elles deviennent tristes, abattues; les règles sont très irrégulières; très souvent le sang est plus abondant qu'à l'ordinaire, il survient des fleurs blanches corrodantes, à mesure que la formation du cancer s'avance, elles deviennent verdâtres, d'une odeur fétide; les malades sont constipées et en souffrent beaucoup.

On a dit que les douleurs ne se manifestaient que quand le squirrhe était déjà formé, tandis que d'autres observateurs, Scarpa et M. Wilhelm, à Munich, ont affirmé qu'il y a déjà sentiment très douloureux au début de la maladie; ils ont voulu prouver par là, que les nerfs sont primitivement attaqués dans cette affection. Nos propres observations nous portent à nous ranger du côté de ces deux auteurs, particulièrement quant à l'utérus. Les femmes assurent très souvent avoir des douleurs lancinantes à la matrice, et si vous les soumettez au speculum, vous ne trouverez qu'une bien légère induration; mais elle devient suspecte par la douleur, qui n'appartient nullement à l'induration simple.

A mesure que la maladie progresse vers la transformation en cancer, les douleurs deviennent plus fortes, insupportables; elles se propagent partout, l'écoulement devient plus abondant, verdâtre, et mêlé de sang, de caillots sanguins putréfiés, et contient des matières d'ulcération. Le col, le museau de tanche, l'orifice, sont attaqués d'un ulcère à bords rouges, renversés, durs, au fond grisâtre, semés de végétations, saignant au moindre contact, l'ulcération se propage quelquefois à l'intérieur du museau de tanche, bien loin dans la cavité de l'utérus, formant, même souvent, des fissures ulcérées; les parties voisines deviennent attaquées à leur tour; le cancer se communique au vagin, à la vessie, au rectum; la constitution devient de plus en plus affectée, la couleur de la peau devient terne, les extrémités s'infiltrent, et les malades succombent enfin, épuisées, après avoir désiré plus d'une fois la mort pour être délivrées de ces souffrances atroces.

C'est, comme nous l'avons dit, le col de la matrice, qui ordinairement est le plus souvent atteint, mais le corps de l'utérus n'est malheureusement que trop souvent le siége de cette terrible maladie.

L'affection cancéreuse est le plus souvent observée chez des femmes de quarante à soixante ans; mais, il y a aussi des exemples de ces affections chez des femmes d'un âge beaucoup moins avancé, Wigand (15) a vu une vierge de quatorze ans dont l'utérus entier était affecté du squirrhe.

On a demandé si le cancer est susceptible de se transmettre par contagion; des autorités comme Dupuytren, Alibert, M. Biett, répondent négativement; pourtant, il y a des praticiens respectables qui sont pour l'affirmative.

M. Neumann (*Pathologie,* page 363), nous raconte un cas d'une femme qui se servait de l'éponge d'une malade morte du cancer, et qui mourut plus tard de la même maladie; une autre fut atteinte d'une dartre rongeante à la figure, après s'être servie de l'éponge d'une malade qui avait succombée à une affection cancéreuse de l'utérus, et qui s'était lavée les parties avec l'éponge.

Le cancer de l'utérus peut-il interrompre la marche de la gros-

(15) Hamburger Magazin für Geburtshülfe. 2, s. 155.

sesse, ou rendre l'organe générateur primitivement incapable de remplir cette fonction ?

Les observations recueillies dans la pratique prouvent que, quoique cette affection puisse, en certains cas, faire obstacle à la grossesse, et rendre l'organe générateur incapable de concevoir, celle-ci peut néanmoins avoir lieu.

Le docteur Burdach (*Zeitung*, v. Ver. in Preus., n° 51), cite le cas tout récent d'une jeune femme de trente-six ans, qui avait déjà mis au monde trois enfans, et quoique atteinte d'une carcinome, était accouchée encore une fois à terme, l'enfant était cependant mort; des cas pareils ne sont pas rares.

Le professeur Siebold (*Manuel de maladie des femmes*, § 745), nous rapporte plusieurs cas de grossesses chez des femmes dont la matrice était atteinte de carcinome et d'induration stéatomateuse. L'autopsie prouvait que les ovaires, dans ces cas, se trouvaient à l'état sain; ce médecin distingué en tire la conséquence, que l'état sain des ovaires paraît être plus important pour la conception que l'utérus. Il ajoute avoir observé des exemples où l'accouchement, pendant que l'utérus était envahi dans toute son étendue de carcinome et de steatome, avait lieu avec des enfans à terme.

Nous avons ainsi donné d'une manière succinte la description de l'affection cancéreuse. Nous sommes resté dans les limites monographiques que nous nous sommes imposées; l'ulcère, l'ulcération, étaient notre tâche, nous avons évité de nous perdre dans les régions d'autres affections analogues; les végétations, les affections stéatomateuses, spongieuses, etc., formeront une division à part de notre ouvrage.

Il est étonnant que les auteurs, depuis le travail de l'illustre Rœderer (*Progr. de ulceribus utero molestis*, 1758, Goëtt.) jusqu'à nos jours, ont mêlé dans leurs descriptions les affections les plus variées.

Les professeurs Clarke et John Burns mêmes, ingénieux et précis partout, n'ont examiné les métroelkoses proprement dites, qu'en partie.

En passant au traitement du cancer nous aurions bien pu,

d'abord, nous étendre davantage sur cette matière ; mais nous avons pensé que les monographies sur ce sujet ne manquaient nullement : car c'est particulièrement sur le cancer que nous possédons des ouvrages distingués, pendant que l'étude des autres affections morbides de l'utérus est trop négligée.

LETTRE NEUVIÈME.

« Hannibal ante portas! »

Nous ne pourrions pas mieux donner, de prime abord, une règle générale de thérapeutique sur les ulcérations malignes et le cancer, qu'en citant la première conclusion que M. Duparque avait placée à la fin de son excellente monographie.

« La plupart des cancers confirmés de la matrice, dit-il, succèdent à des engorgemens et à des ulcérations susceptibles de guérison ; on peut donc, jusqu'à un certain point, prévenir le développement de cette maladie, en traitant convenablement, et à temps, les états pathologiques primitifs dont elles ne sont, le plus souvent, que la conséquence funeste. »

Or, nous avons déjà démontré que des affections susceptibles de guérison peuvent se transformer, et prendre un caractère de malignité ; il serait donc essentiel, dans le traitement de ces ulcérations, de les considérer encore dans la qualité de leur origine, et de poser le principe thérapeutique d'après le résultat de ces considérations.

Une médication antiphlogistique, l'application de quelques sangsues, les injections émollientes et narcotiques, les bains de siége, et plus tard, si l'ulcère prend un meilleur aspect, si l'écoulement n'a plus cette odeur désagréable et cette qualité corrodante, une légère cautérisation, avec le *nitrate d'argent*, de temps en temps, seront des moyens appropriés en tous cas, si le diagnostic est douteux ; un traitement rationel, loin d'augmenter la gravité du mal, est capable de la ralentir et de calmer les douleurs de la malade.

L'affection squirrheuse et cancéreuse de l'utérus est une maladie des plus graves, et donne toujours un pronostic de très mauvais augure. Si l'affection se borne au col, le scapel peut la guérir; nous en avons la conviction intime, nous qui avons toujours vu la chose telle qu'elle est : sincèrement pénétré du désir d'apprendre, de pouvoir distinguer le vrai du faux, nous regardons l'opération de la résection du col de l'utérus, comme une des opérations les plus salutaires que le génie de l'homme ait inventée.

Nous avons assisté à beaucoup d'opérations faites à l'hôpital de la Pitié et autres, et toutes ces opérations (quoique les malades n'échappaient pas toujours à la mort) nous ont prouvé que cette opération maintiendra toujours son rang parmi les opérations chirurgicales les plus recommandables.

Je n'ai pourtant nullement l'intention d'entrer ici dans une polémique sur ce qu'on a dit sur cette opération et sur le résultat obtenu par un des plus habiles chirurgiens dont la France s'honore.

J'ai des yeux pour voir, et j'ai vu qu'il y a une grande différence dans la manière de faire une opération ; j'ai vu aussi qu'il est nécessaire d'établir avant tout *un diagnostic sûr,* si l'on veut que l'opération soit couronnée de succès.

L'espoir de succès est presque nul, si le corps de l'utérus est attaqué, puisque l'organe est au-delà de la portée des instrumens, si cela n'était pas, nous regarderions cette opération comme aussi possible que la résection du col de cet organe.

L'extirpation de la matrice en totalité, si toutefois cet organe n'était déjà, par suite d'une dislocation, porté hors de la cavité pelvienne, est une opération trop dangereuse pour qu'un chirurgien prudent veuille en assumer la responsabilité.

Il y a encore d'autres procédés employés par les chirurgiens pour guérir les affections carcinomateuses de l'utérus.

La cautérisation, moyen qui paraît être, si on l'emploie comme médication définitive, plus nuisible qu'utile; la compression, la ligature à leur tour ont été mis en pratique : — mais ce n'est nullement notre but de traiter la question sur les différens moyens, et leur valeur en particulier, ayant la conviction que jusqu'à ce jour la médecine n'a nullement trouvé un moyen suffisant contre l'affection carcinomateuse, si ce n'est par l'instrument tranchant, et ce moyen même, si la cachexie cancéreuse est établie dans l'organisme, sera malheureusement sans succès. (16)

(16) Parmi le grand nombre de médicamens recommandés pour combattre l'affection cancéreuse, c'est l'extrait de ciguë qui a par préférence attiré l'attention même des médecins célèbres des derniers temps.

M. Récamier rapporte quelques cas de guérison de cancer par l'emploi de ce moyen; mais il combine l'usage de la ciguë avec le régime le plus sévère.

« 1° Le malade prend une dose d'extrait de ciguë (préparation de M. Caventou) matin et soir, deux heures avant le premier repas, et deux heures avant le dernier; on commence par un demi-grain et on s'élève graduellement jusqu'à six grains chaque fois. On continue cette dose pendant une quinzaine de jours, afin d'habituer les organes, puis on la porte jusqu'à douze grains chaque fois, dose à laquelle on se tient pendant trois ou quatre semaines, parce qu'elle exerce déjà une influence suffisante;

2° Après chaque dose de ciguë, ainsi qu'aux repas, on fait boire au lieu d'eau simple, de la décoction de squine (une demi-once pour deux litres d'eau);

3° On ne permet que le tiers environ de la quantité ordinaire des alimens, qui doivent être très simples et partagés en trois petits repas;

4° Si la ciguë ne passe pas sous une forme, on l'emploie sous une autre, ou bien on la remplace par l'extrait d'aconit napel (préparé également à la vapeur), avec la précaution de le donner à moindre dose que celui de ciguë. A la fin du traitement, on diminue peu à peu la dose de la ciguë, ainsi que la rigueur du régime. » (*Recherches sur le traitement du cancer*, par M. Récamier, 474, tom. I.)

Le savant docteur Ryan, à Londres, parle d'un ulcère phlagédénique sous le nom d'*ulcère maligne de l'utérus*, qui d'après les observations de ce médecin doit débuter à l'orifice de l'utérus, s'étendre sur tout l'organe et finir par le détruire. Voici l'extrait de son ouvrage (*Manual of midwifery*, London, 1831, page 285), qui traite de ce genre d'ulcération.

« There is a phagadenic ulceration of the womb, that arises from a morbid poison. It commences at the orifice, extends along the neck and fundus, and destroys all those parts. The disease is called malignant ulcer of the womb, and is attended with severe burning pain, copious, fœtid, or purulent discharge, often alternating with haemorrhage; small frequent pulse, great emaciation, and sometimes swelling of the glands. There is no tumor or enlargement found in the uterus, by examination; but we can easily ascertain the exact destruction of the parts. The disease generally proves fatal, and is *different from cancer or fungus.* On examination after death, the pelvis is usually found filled with intestines, glued and matted together, by inflammation, in the midst of which will be found an abscess containing healthy purulent matter. In general, no part of the womb remains, except a small portion of the body, or fundus, which resembles soft cartilage. The ulcerated surface has a dark livid appearance, while the substance in its immediate vicinity is dark and livid. I was present at a dissection made by Mr. Hughes, in which such morbid appearances existed, and I exhibited as much desorganisation as was removable to the London medical society, in 1829. It is extremely difficult to cure this ulcer. It has however been cured by mercury alone, or combined with hemlock, hyosciamus, and other narcotics. Injections of morphine, or sedative liquor of opium, or of diluted nitrous acid and tincture of opium, may be used with great advantage. The application of sedative fomentations or plasters must be resorted to, and large doses of opium become indispensable. This disease is nearly as severe as *cancer uteri.* »

L'on voit que c'est un ulcère de nature grave, très difficile à guérir, mais, au dire de l'auteur, guéri par le mercure, la ciguë, etc.

Les signes pathognomoniques de cette affection donnés par M. Ryan d'une manière trop vague, ne nous paraissent pas suffisamment convaincans pour regarder cette elkose comme appartenant à une classe particulière, ou comme différent du cancer utérin. On comprendra encore mieux notre répugnance à adopter l'opinion de cet honorable médecin, en lisant le passage suivant, du même ouvrage, au sujet d'ulcérations syphilitiques.

« La matrice, dit M. Ryan, peut être affectée d'ulcérations syphilitiques, qui s'étendent sur la surface entière de l'organe et en détruisent toutes les parties; le mercure est le seul médicament sur lequel on puisse compter dans cette maladie. »

De pareilles observations, rapportées d'une telle manière, même par des médecins distingués, au nombre desquels M. Ryan appartient, ne contribueront jamais de beaucoup au perfectionnement de la science.

M. Schoenlein parle d'une métrophtisie qui peut facilement être confondue avec le carcinome, particulièrement la première forme, la *métrophtisie ulcéreuse*, il pense que cette affection est la suite d'une discrasie syphilitique, ou scrofuleuse. Le prognostic est, d'après M. Schoenlein, beaucoup mieux que dans le carcinome.

Nous nous sommes donné beaucoup de peine à observer cette affection particulière de l'utérus, mais nous ne pouvons affirmer son existence réelle; les deux cas que nous avons observés, et qui paraissent, en effet, appartenir à ce genre d'affection, ne réunissaient pourtant pas tous les signes définitifs qui doivent se présenter dans cette métrophtisie. Nous poursuivrons nos recherches sur cette affection et un jour nous en rendrons compte.

Il sera toujours très difficile de juger à quelle classe particulière une affection de cette sorte appartient, dès que la désorganisation totale de l'organe entier a lieu; nous avons vu, il est vrai, des carcinomes de l'utérus qui ne ressemblaient nullement à d'autres cas observés, ni par le genre de l'elkose, ni par la marche que l'ulcération prenait, ni par l'écoulement qui accompagnait la maladie.

Nous sommes convaincus qu'il reste encore beaucoup à faire

pour le diagnostic précis de ces affections; alors, peut-être, on pourra parler avec plus de sûreté d'une métrophtisie.

Notons, en attendant l'observation de ce professeur distingué, comme celle d'un observateur duquel nous sommes habitués de recevoir des choses qui ne portent que le cachet de la précision.

LETTRE DIXIÈME.

« The hand spoils the head. »
SIR ASTLEY COOPER.

La cautérisation, loin d'être le moyen exclusif dans les traitemens des métroelkoses, est pourtant d'un tel usage que nous croyons devoir lui consacrer une lettre à part de notre ouvrage.

Nous avons vu que ce moyen possède une valeur réelle, qu'il est plus ou moins applicable dans presque toutes les ulcérations de l'utérus; ce principe est admis; mais la question à décider est toujours celle-ci: Y a-t-il une différence entre les divers caustiques; peut-on les employer indistinctement pour chaque espèce d'elkose? Nous répondrons: Vouloir employer le même caustique pour toutes les affections indistinctement, n'est ni rationel, selon la théorie, ni salutaire, d'après la pratique.

M. Jobert, dans son excellent mémoire sur la cautérisation, a prouvé que les caustiques varient quant à leur action autant qu'à leur effet; et pourtant, nous voyons encore des médecins fort distingués se servir d'un *caustique exclusif* pour les affections les plus différentes, sans s'inquiéter ni de la nature de ces affections ni du moyen cautérisateur.

Les caustiques dont nous avons fait une étude particulière sont : *le nitrate acide de mercure, le nitrate d'argent* et *la potasse;* nous ne nous prononcerons donc positivement que sur ceux-ci ; mais nous voulons néanmoins, avant d'entrer dans leur monographie, indiquer les autres caustiques, comment ils ont été proposés et employés par les hommes de l'art, pour les affections de l'utérus :

Le fer rouge a été quelquefois employé dans les affections de l'utérus, et doit-on l'employer chez un sexe dont le système nerveux est si mobile et si facilement irrité? Certes, nous causerons beaucoup de mal si nous affectons la femme en introduisant le feu dans son organisme ; aussi ne l'a-t-on que rarement employé, et souvent même sans avantage.

Les préparations arsénicales ont été vantées comme moyen curatif local, contre les ulcérations de la matrice, et principalement contre les ulcères carcinomateux de cet organe ; nous pensons, que le praticien doit bien se garder d'un moyen qui porterait la mort dans l'organisme, s'il parvenait à être absorbé ; et l'absorption ici n'est que très facile.

Le sublimé corrosif a par fois été employé avec avantage.

Le savant M. Récamier, qui a tant mérité de la science pour l'étude des affections dont nous traitons dans ces pages, a vu des résultats satisfaisants obtenus par un caustique qui se compose d'une certaine quantité de chlorure d'or pur en dissolution (six grains de chlorure pour une once d'acide nitromuriatique). M. Legrand a de même fait un usage assez avantageux de l'or, dans des ulcérations au col de l'utérus : les proportions de son caustique ne sont pas les mêmes que celui de M. Récamier. Les conclusions de cet honorable médecin nous assurent que ce caustique peut être employé avec succès dans beaucoup d'altérations organiques de la matrice (17).

(17) « Le caustique dont M. Legrand fait usage depuis sept ans dans sa pratique particulière, et qui a été employé avec avantage par M. Récamier, à l'Hôtel-

Ces caustiques, sans doute ont leur mérite, mais il restera encore à résoudre dans quelles affections particulières ils sont spécialement utiles et préférables à d'autres; il ne faut pas oublier non plus, que le principe médicamenteux du caustique pourrait bien

Dieu, nous paraît destiné à remplacer le nitrate acide de mercure, qui a l'inconvénient d'être quelquefois absorbé, et de donner lieu à un pytalisme des plus incommodes. Voici la formule de ce médecin,

℞	Or pur laminé, divisé en petits fragmens,	1 partie.
	Acide hydrochlorique à 22° (1,17 de densité).	3
	Acide nitrique à 32° (1,26 de densité).	1

Jetez l'or dans les acides préalablement mêlés et versés dans un matras à col long et étroit, et laissez la solution s'opérer à froid. On peut affaiblir l'action caustique de ce liquide en l'étendant d'un tiers ou de moitié d'eau distillée.

Appliqué sur la peau saine, ce caustique n'excite aucune espèce de douleur; il y produit une tache qui, du jaune-serin passe rapidement au pourpre, puis au noir plus ou moins foncé. Cette tache, en un temps variable, s'exfolie, et l'on trouve au-dessous un nouvel épiderme; car celui-ci s'est régénéré sous l'escarre qui s'était formée par la combinaison de la solution aurifère avec cette enveloppe cutanée.

Si on applique le caustique sur une des muqueuses qu'on peut facilement soumettre ce à genre d'expérience, dans ce cas encore la douleur est presque nulle, la portion atteinte par le caustique se crispe, et il se forme une escarre aux dépens du feuillet le plus superficiel; la chute de l'escarre est hâtée par les sécrétions de la membrane; au-dessous d'elle on ne trouve plus aucune perte de substance.

Si le muriate d'or acide est appliqué sur une plaie, sur des tissus malades, la douleur est d'autant plus grande que les tissus sont plus désorganisés et que le mal est plus étendu; on voit alors le liquide cautérisateur s'étendre sur tous les tissus, les pénétrer; mais son action se borne dès qu'il rencontre des tissus sains. L'escarre est de même couleur que celle précédemment décrite, mais elle tombe dans un temps d'autant plus court que les parties cautérisées sont plus malades. Sous l'escarre, celles-ci reprennent de la vitalité; elles se régénèrent de telle sorte que les cicatrices obtenues se rapprochent de celles qui ont lieu à la suite des plaies les plus simples.

Les maladies dans lesquelles ce caustique a été employé avec avantage sont les ulcères syphilitiques, scrofuleux et scorbutiques. M. Legrand a appliqué avec entrer par cette voie dans l'économie, et devenir ainsi le remède. La salivation qu'on observe après l'application du nitrate acide de mercure ne prouve-t-elle pas jusqu'à l'évidence, que l'effet du caustique est plus que topique? L'or est un moyen antiscrofuleux

succès le même caustique sur des boutons cancéreux, sur des ulcérations du col de l'utérus.

C'est ainsi qu'il est parvenu à suspendre la marche d'un chancre qui menaçait de détruire le gland et qui allait perforer l'urètre. Il a obtenu un résultat semblable pour des ulcérations situées dans l'arrière-bouche, et qui, à cause de leur ancienneté, avaient résisté à l'action du traitement interne dirigé contre le principe de la maladie. Il lui a suffi d'une seule cautérisation avec le muriate d'or acide pour déterminer la cicatrisation rapide d'un ulcère scorbutique fistuleux, qui avait son siége dans le fond d'une joue, et pénétrait assez profondément dans la gencive. Il a eu le même succès dans un cas d'angine gangréneuse.

L'auteur ajoute plusieurs observations détaillées, relatives à des affections carcinomateuses qui ont été avantageusement modifiées par l'application du muriate d'or acide.

Voici les conclusions de son travail :

1° Le muriate d'or acide pourra être appliqué avec avantage, comme moyen de cautérisation, au traitement des chancres phagédéniques et des ulcères atoniques reconnaissant une cause syphilitique ou scrofuleuse, ainsi qu'à ceux qui dépendent du scorbut ;

2° Pour faire disparaître, ou du moins atténuer les cicatrices difformes que laissent après eux les ulcères scrofuleux ;

3° Il ne sera pas moins employé heureusement dans le traitement de plusieurs gangrènes ;

4° Pour le traitement externe des plaies cancéreuses ou du cancer ulcéré ;

5° Il favorisera puissamment l'action d'un traitement interne dirigé contre les ulcères existant au col de l'utérus, et contre le carcinome du même organe. Il déterminera même la cicatrisation d'ulcérations légères, quand l'absence absolue des symptômes généraux pourra faire présumer que la maladie est entièrement locale ;

6° Enfin on devra d'autant mieux avoir recours à ce mode de cautérisation pour le traitement des maladies ci-dessus indiquées, que l'action du muriate d'or acide est toujours bornée aux tissus malades et désorganisés, et qu'elle s'arrête aux tissus sains, et que cette action, enfin, au lieu d'être destructive, comme celle de la plupart des caustiques, est restauratrice. »

(*Gazette des Hôpitaux et Bull. gén. de Thérap. Mai 1837.*)

intérieurement pris, il est donc très possible qu'il soit aussi un caustique antiscrofuleux. Niel, Westering, et quelques médecins espagnols, ont depuis long-temps proclamé l'utilité de l'or dans plusieurs affections extérieures. Vogt, ce célèbre et ingénieux écrivain, nous assure que l'or est un bon remède, particulièrement contre les ulcérations qui révèlent le caractère atonique.

Une dissolution de sulfate de cuivre cautérise, selon M. Jobert, assez profondément les ulcérations; après son emploi, la surface de l'ulcère blanchira bientôt, et les environs se coloreront en bleu; la coloration disparaîtra au bout de plusieurs jours; la mince escarre formée à la surface de la plaie tombera, et laissera voir des bourgeons bien développés.

« Avec cette dissolution, ajoute M. Jobert, on détruit la membrane qui tapisse les trajets fistuleux, entretenue uniquement par ce tégument nouveau et organisé. » (*Mémoire sur la cautérisation*, page 397.)

Le sulfate de cuivre aurait ainsi sa valeur pour détruire la membrane de l'ulcère, qui n'est autre chose que le tégument que nous observons dans la fistule (*voyez la première lettre*). La question sera seulement, dans quelle altération particulière serait-il applicable?

M. Rust, à Berlin, recommande aussi l'emploi de préparation de cuivre comme caustique contre les ulcérations (*Helcologie*).

La potasse caustique était bien plus fréquemment usitée qu'elle ne l'est aujourd'hui, quand l'immortel Dupuytren prouvait encore journellement la puissance de son génie; c'était le caustique de ce célèbre chirurgien; elle est pourtant encore en usage contre les ulcérations du col de l'utérus.

Ce caustique, soigneusement employé en substance, entre profondément dans les ulcères, et les charbonne en escarre noirâtre, mollasse, avec la densité du cuir; sa première application ne cause pas de grandes douleurs, mais à mesure qu'on avance plus profondément, elle devient beaucoup plus sensible; cette sensibilité se prolonge quelquefois plusieurs heures. Ce symptôme doit guider le médecin; on est alors arrivé au tissu sain subjacent et l'on doit dès-lors s'abstenir de la cautérisation avec la potasse; si on continuait à l'employer, on pourrait facilement produire une métroperitonite. Si la cicatrisation, après que l'escarre est tombé, marchait cependant lentement, on pourra faire usage d'un médicament cicatrisant; une injection d'une infusion de quinquina (deux gros pour une livre d'eau) par exemple. Le quinquina, dit M. Lisfanc, est le meilleur des cicatrisans.

Après que l'escarre est tombée, une plaie simple, avec une suppuration fort benigne, se formera, et les bourgeons charnus le développeront.

Employé avec précaûtion, l'inflammation dans les environs ne sera jamais bien forte; mais appliqué avec imprudence, l'emploi de ce caustique, comme nous l'avons dit, peut produire à la matrice une dangereuse phlogose. La potasse ne change pas la vitalité du tissu avec lequel on l'a mise en contact; elle charbonne et délivre ainsi l'organe d'une organisation hostile.

L'application trop surperficielle de la potasse caustique est plus nuisible qu'utile; l'escarre qui se formera après cette application sera grisâtre, humide, incomplète, et produisant des bourgeons charnus irréguliers, la suppuration deviendra sanieuse. L'application du caustique ici, est trop faible pour charbonner l'ulcère; mais elle augmentera l'inflammation de l'elkose.

La potasse caustique en substance fond facilement, lors même qu'on la met en contact avec des parties sèches organiques; il est, donc nécessaire que le chirurgien prenne toute précaution en l'appliquant.

Ce caustique serait donc utile dans toutes les affections, où une cautérisation assez profonde serait exigée; il serait plus nuisible dans des ulcérations superficielles; mais comme il pourrait facilement produire un état inflammatoire, il ne faut l'employer que dans des ulcération du col de l'utérus, isolées, non confluantes. Ainsi dans l'elkose syphilitique, la potasse caustique est à recommander.

Le nitrate acide de mercure, employé comme caustique en dissolution (voyez troisième lettre), est le caustique du jour, *anchora sacra* de la plupart des chirurgiens pour les altérations organiques de l'organe générateur. Nous admettons de grand cœur les éloges qu'on prodigue à ce caustique, mais nous nous réservons de faire des investigations pour voir s'il mérite réellement les louanges qu'on lui a données. Voici ce que dit M. Jobert (402, *Mémoire sur la cautérisation*), par rapport au nitrate acide : « Le speculum, entourant le col de la matrice et protégeant le vagin, le chirurgien porte un pinceau imprégné de nitrate acide, et à l'instant la surface cautérisée blanchit, jaunit et devient noire, s'il suinte du sang. Les femmes ordinairement n'éprouvent aucune douleur après les premières cautérisations, mais plus tard elles ressentent de la chaleur, à mesure qu'on se rapproche du tissu sain ; des bourgeons se développent, et une cicatrice blanche remplace l'ulcération. Pour arriver à ce but, il faut souvent un grand nombre de cautérisations, et j'ai entendu dire à M. le professeur Marjolin, qu'il avait été forcé de cautériser jusqu'à vingt fois, avant d'obtenir une guérison complète. »

Et plus haut : (398) « La désorganisation produite par cet acide a été expliquée de diverses manières par les médecins ; les uns par la combinaison de l'oxigène avec l'hydrogène des matières animales, d'où désorganisation, et d'autres par la grande affinité qu'a cet acide pour l'eau, qu'il aurait, suivant eux, absorbée des tissus. »

Nous avons médité avec soin les remarques de M. Jobert, sous le rapport du nombre de cautérisations dans le cas d'exception, et nous ne sommes pas tout-à-fait de son avis, ni de celui de M. Marjolin. Nous nous permettons avec toute la discrétion d'un jeune médecin, de controler l'opinion de ces grands chirurgiens.

D'après nos observations, le principe cautérisateur du nitrate acide de mercure, caustique, dont l'effet, quant à la profondeur, ressemble entièrement à celui de la potasse, influe d'abord *seulement sur l'organisation anormale*, avec les marques particulières des couleurs indiquées ; par cette raison, les femmes ne ressentent point de douleur à la première cautérisation, quand elle est seulement légère ; mais si elle était plus forte, et à mesure qu'on avance, les douleurs se présentent ; on s'approche trop maintenant du tissu sain, il survient une nouvelle inflammation, et comme cet endroit n'a pas encore perdu toute sa disposition pour une altération organique, des *cautérisations trop répétés* peuvent donc, au lieu de guérir, entretenir facilement l'ulcération.

Un phénomène qui a fréquemment lieu après la première forte cautérisation, chez beaucoup de femmes, prouverait encore mieux ce que nous exposons, nous parlons de *la salivation.* Après qu'on a cautérisé l'ulcération, et qu'on l'a désorganisée, en détruisant la membrane de l'ulcère, la partie saine se présente délivrée de cette organisation hostile; le caustique appliqué sur le tissu, rencontre alors une masse de vaisseaux absorbans, qui réagissent pour ainsi dire contre la qualité *destructive* du caustique, par la disposition bien connue du système lymphatique, de recevoir le mercure. Cette salivation se montrera toujours, soit après la première cautérisation, si elle était *intense*, soit après la seconde. Je n'ai jamais vu de salivation après la troisième ou quatrième cautérisation. Eh bien! à mesure qu'on continue à cautériser, on produit une altération dans les absorbans; le caustique fait son effet, ou détruit *même ces absorbans;* d'où il résulte que ce phénomène de non-salivation s'explique.

Plusieurs cautérisations (6 à 8), suffiront dans presque tous les cas où le nitrate acide de mercure est applicable. Nous avons vu cela très souvent, et nous pouvons affirmer que dans les cas où plusieurs cautérisations ne suffiraient pas pour produire la cicatrisation, il faudrait passer aux moyens cicatrisans et s'abstenir de cautériser avec le nitrate acide, qui aura toujours maintenu sa supériorité. J'en appelle a M. Jobert même, dans son service, où il cautérisait avec soin en ménageant ses malades, je puis lui citer beaucoup de malades cautérisées et guéries avec peu de cautérisations. Parmi le grand nombre de cas, pour en citer quelques-uns seulement, nous avons l'honneur de rappeler aux souvenirs de M. Jobert ceux de son service dans les mois de juin, juillet et août 1836, les malades des nos 75, 5, 8, 72, etc., et beaucoup d'autres depuis.

Le cas de M. Lisfranc (compte rendu de sa clinique *Gazette médicale,* mars 1833), qui après s'être abstenu de cautériser ses malades pendant quelque temps, trouvait les ulcérations, opiniâtres jusqu'alors malgré les nombreuses cautérisations, guéries par les moyens les plus simples, parle à l'appui de notre opinion.

Le nitrate acide de mercure est un caustique par sa qualité d'acide minéral concentré; mais il n'a pas perdu sa qualité antiphlogistique et dissolvante, c'est ainsi qu'il agit de deux manières différentes; possédant la force de la potasse, il n'est pas aussi hostile à l'organisme.

Le nitrate acide est donc un excellent caustique; partout où nous avons besoin d'entrer profondément dans le tissu, d'employer une cautérisation énergique, dans des ulcérations profondes et plus confluentes; il ne produit pas, comme cela est prouvé, de symptômes inflammoires, consécutifs et considérables; c'est ce qui constitue sa supériorité sur la potasse. Les ulcérations qui se trouvent dans l'intérieur du museau de tanche, des ulcérations qui résultaient d'une lésion traumatique, aux cicatrices du col utérin après l'accouchement, etc., sont des cas où le nitrate d'argent peut devenir un caustique admirable.

On a dit que le nitrate acide de mercure possède, outre sa propriété de changer la vitalité des tissus sur lesquels on l'applique, la qualité de dissiper les engorgemens qui accompagnent les ulcérations. M. Hardy, dans sa thèse remarquable sur l'emploi des caustiques, du 15 avril 1836, dit que cette dernière qualité est loin d'être prouvée pour lui; mes observations viennent à l'appui de son opinion : les engorgemens disparaissent après l'emploi de ce caustique parce que l'ulcération qui l'occasionait, et dont il n'était que l'épiphénomène, était guérie. Il en est à l'égard de ce caustique comme à celui de la potasse, à laquelle on attribuait la propriété consécutive de diminuer, après que l'ulcération était enlevée, la callosité et de la rendre plus molle. Le cercle calleux était certes long-temps le même, mais il ne le paraissait pas, parce que l'ulcération qu'il avait entourée ne lui donnait plus l'air élevé.

Un caustique non moins précieux que le nitrate acide, c'est le *nitrate d'argent;* ce caustique, appliqué sur la surface de l'ulcère, le cautérise d'abord de manière qu'il se développe une escarre grisâtre, superficielle, mince, qui tombe peu de temps après une nouvelle cautérisation; ou même, si la première était déjà assez forte il produit un tel effet sur le tissu qu'il se développe des bourgeons charnus, bien réguliers, et une cicatrice de la plus belle formation.

Ce caustique ne peut pas entrer profondément dans les tissus, et il ne produira jamais une forte inflammation; même si l'ulcération était détruite par son action et si l'on continuait à cautériser, il ne produirait qu'une phlogose phlegmoneuse du tissu.

Le nitrate d'argent qui produit, comme l'on sait, après un certain temps de son emploi interne des phénomènes remarquables, par exemple, la colorisation noire de la peau, ne montre aucun symptôme général en l'appliquant sur l'utérus; il paraît détruire bientôt les absorbans, qui du reste n'ont point de tendance à le recevoir, comme ils reçoivent le mercure; s'il vient du sang après son emploi, ce sang se coagule à l'instant. Le professeur Nasse a démontré que le nitrate d'argent mêlé avec la lymphe se coagule instantanément; cette propriété pourrait déjà empêcher la résorption de ce caustique.

Les femmes cautérisées par ce caustique n'en sentent la brûlure et la chaleur que pour quelques minutes, mais d'une manière extrêmement intense.

Le nitrate d'argent est donc un excellent caustique partout, 1° là où nous avons à faire à des ulcérations très superficielles; 2° où nous ne voulons produire qu'une cautérisation légère pour changer, par cette cautérisation, la vitalité des tissus. Ainsi dans tous les cas où l'elkose n'est qu'une manifestation extérieure d'un état constitutionnel; en cautérisant dans un tel état avec un caustique énergique, nous augmenterions la tendance à une désorganisation locale; 3° le nitrate d'argent est un excellent cicatrisant, et ainsi un caustique auxiliaire pour les autres caustiques, si après leur emploi les bourgeons charnus deviennent exubérans.

La *Gazette des Hôpitaux*, dans son numéro 76 de cette année contient, en rapport du nitrate d'argent, l'extrait suivant du *Continental and British Medical Review :*

« Les praticiens n'étant pas généralement d'accord sur le meilleur traitement des différentes espèces d'ulcères, M. Davidson, de

Glascow, a voulu expérimenter sur une grande échelle les effets du nitrate d'argent et du chlorate de zinc.

Le nitrate d'argent, il l'a employé à l'état solide et en solution. La solution est de deux espèces : l'une, la plus concentrée, se compose de parties égales d'eau et de nitrate d'argent; l'autre contient dix grains de sel par once d'eau.

Dans les ulcères simples, lorsqu'il n'y avait qu'une légère tendance à l'exubérance granuleuse, la deuxième solution, employée tous les deux jours, a produit de bien meilleurs effets que la solution concentrée, et surtout que le nitrate d'argent solide. Dans les cas, au contraire, où les ulcères offraient des granulations fongueuses abondantes, c'est la solution concentrée qui a donné les meilleurs résultats. Lorsque l'ulcération était la conséquence d'une brûlure étendue, M. Davidson s'est bien gardé d'en cautériser toute la surface, la douleur en aurait été insupportable; il s'est contenté d'attaquer un demi pouce par jour de la surface malade, en suivant d'abord la circonférence de l'ulcère.

Le nitrate d'argent solide a été trouvé plus utile dans les ulcères irritables proprement dits. Pour apaiser l'état incommode de ces lésions, M. Davidson a mieux réussi lorsqu'il y a fait une forte escarre par la déposition d'une bonne couche de ce médicament solide, qu'à l'aide d'une solution avec le pinceau.

Si cependant la surface ulcéreuse était fort enflammée sur quelques points, comme à sa circonférence, par exemple, la solution légère serait préférée pour ces points, et l'inflammation serait constamment réprimée par ce remède.

Dans les ulcères phagédéniques, le nitrate d'argent pur n'a pas eu assez de puissance pour réprimer le travail destructeur; mais l'ayant dissout dans l'acide nitrique, M. Davidson en a obtenu d'excellens effets. Pour que cette solution soit bien faite, il faut se servir de l'acide nitrique pur; l'acide nitrique du commerce contient une certaine quantité d'acide muriatique qui précipite le nitrate d'argent sous forme de chlorate insoluble.

Les ulcères calleux ont été beaucoup plus fréquens que les autres, ils ont constamment guéris par le traitement suivant : on commence par blanchir assez fortement les bords calleux avec le nitrate solide, et l'on applique un cataplasme émollient par-dessus. Deux jours après, on répète la cautérisation, mais avec la cautérication saturée, si la partie calleuse a été suffisamment attaquée par l'opération précédente. On continue ainsi jusqu'à ce que l'ulcère se rétrécisse de moitié ou de deux tiers; alors le travail de cicatrisation s'arrête ordinairement, et l'ulcère paraît stationnaire, quelle que soit d'ailleurs sa nature. A cette époque, M. Davidson emploie le deuto-chlorure de mercure sous forme de pommade, avec un succès fort remarquable (deux grains de ce remède par once de graisse); ou bien les bandelettes de diachylon appliquées d'après le procédé de Baynton.

Si l'ulcère est gangréneux et qu'il soit très profond, le nitrate d'argent est insuffisant pour modifier salutairement la partie malade; le chlorate de zinc produit alors les plus heureux effets. Le nitrate d'argent, en effet, est très facilement décomposé, dans ces circonstances, par les sels contenus dans les fluides de l'ulcération gangréneuse, de manière que son action devient tout-à-fait nulle. Le chlorate de zinc, au contraire, pénètre comme la potasse, profondément dans les tissus par suite de sa grande affinité avec l'eau, et modifie heureusement les surfaces malades. Dans les cas pourtant où l'escarre est très superficielle, le nitrate d'argent est tout aussi efficace. Voici un exemple qui éclaire les considérations précédentes.

Une dame est reçue à l'infirmerie en 1837, elle présente sur le mont de Vénus un ulcère gangréneux superficiel, de forme elliptique, de la grandeur d'un demi scheling. Un autre beaucoup plus grave, occupant la moitié de la lèvre supérieure de la bouche; cet ulcère est également gangréneux, a une forme semi-circulaire, et s'étend depuis l'angle buccal jusqu'à la cloison du nez. Le premier existe depuis un an et demi; le second depuis une année environ. Ils ont été attaqués, l'un, celui de la région pubienne, par le nitrate d'argent; l'autre, par le chlorate de zinc. On a prescrit en même temps de la salsepareille et un grain proto-iodure de mercure, matin et soir. On a répété le même pansement tous les deux jours, et la guérison a eu lieu dans l'espace de trois semaines à un mois.

Le nitrate d'argent a été également employé par M. Davidson dans plusieurs maladies de la peau, entre autres dans le lupus et la lèpre syphilitique, avec le plus grand succès. Dans ce cas, l'auteur a eu également à se louer de la graduation rationelle du médicament dont nous venons de parler. Il termine par les propositions suivantes :

1° Dans les ulcères simples granuleux, le nitrate d'argent, employé d'après les règles qui précèdent, procure une cicatrisation très rapide ;

2° Dans les ulcères irritables, ce médicament apaise la douleur, dissipe l'inflammation et prédispose à une prompte guérison ;

3° Dans les ulcères dont la surface est couverte d'escarres gangréneuses, le sel en question produit une heureuse modification et hâte singulièrement la guérison sans jamais entraîner le danger.

4° Enfin, quelle que soit la nature et la forme d'un ulcère, on peut retirer toujours de l'avantage par l'usage de ce remède. »

— Mais si nous avons ainsi prouvé la nature, la propriété médicinale, la valeur du caustique, il nous semble nécessaire d'indiquer aussi au praticien en peu de mots, le danger qui pourrait quelquefois résulter à la suite de cette opération.

Nous avons déjà parlé de la métro-péritonite après l'emploi de la potasse en particulier, mais en général la cautérisation appliquée sans précaution et trop prolongée, peut exciter une inflammation grave de l'utérus même, ou une péritonite ; les exemples ne manquent pas.

Cette opération doit être faite avec beaucoup de réserve chez les personnes atteintes d'une grande irritation nerveuse, chez elles, des affections cérébrales peuvent en être la conséquence. L'idée qu'on veut les soumettre au speculum est déjà capable de leur donner le dévoiement et des vomissemens. On sait combien l'utérus est susceptible de provoquer des phénomènes sympatiques importans.

J'ai vu des accès hystériques effrayans survenir après une légère cautérisation, quoique les symptômes de cette affection ne se fussent jamais présentés chez cette femme.

La cautérisation est toujours un irritant topique de forte nature, c'est ainsi qu'elle peut exciter le flux menstruel, si la période de son apparition n'est pas loin ; c'est absolument la même chose lorsque les femmes sont tout d'un coup surprises par leurs règles après un coït, quoiqu'elles ne les attendaient pas encore.

C'est ainsi qu'il faut s'expliquer l'observation de M. Lisfranc, que le nitrate d'argent peut rappeler l'écoulement menstruel.

Je profite de cette occasion pour répéter ce que j'avais déjà indiqué ailleurs (*Bulletin de thérapeutique,* mai 1837), que parmi nombre de femmes affectées d'altérations organiques à la matrice, il y en avait bien peu assujetties à des accès hystériques, et pourtant, les auteurs en général sont d'un autre avis. Pour moi, je pense que l'hystérie, bien qu'elle puisse coexister avec une altération organique de l'utérus, n'est pourtant qu'une conséquence de l'altération dynamique dans le système génital de la femme, altération qui se communique facilement à tous les autres organes du corps; je n'ai vu que quatre cas qui présentaient l'ensemble des symptômes connus sous le nom *de boule hystérique*, chez des personnes atteintes d'une altération organique de l'utérus; cette affection était particulièrement bien prononcée chez une villageoise de 22 ans, qui venait se faire traiter à Saint-Louis, par M. Jobert, pour une ulcération au col de l'utérus par suite d'un avortement.

« Les nevroses de l'utérus, dit Ant. Dugés, dont l'humanité et la science déplorent la perte récente, sont encore moins susceptibles d'être rattachées à une *altération organique*. Il en est qui ont bien évidemment leur siége dans les organes génitaux, sinon dans l'utérus exclusivement, telle est *l'hystéralgie;* une autre est au moins suivie ou accompagnée d'un trouble considérable dans d'autres organes, ceux de l'intelligence, c'est la *nymphomanie*, une autre, enfin, dérange tant de fonctions, produit des phénomènes si variés, qu'on a pu nier que son siége primitif fût dans l'utérus, bien que des faits et des raisonnemens très concluans nous autorisent à penser qu'il en est ainsi, c'est l'*hystérie,* si souvent liée au dérangement de la menstruation, si souvent modifiée par l'excitation des organes génitaux, si bien en rapport, pour son apparition, avec l'époque de leur plus grande activité. » (XV. 509, *Dictionnaire de médecine et de chirurgie pratiques.*)

— En terminant nos recherches sur les métroelkoses, nous n'avons qu'un désir, c'est qu'elles puissent fixer assez l'attention, pour que d'autres observateurs plus exercés que nous, et placés sur un champ vaste d'expériences, daignent consacrer une partie de leurs talens à en examiner et vérifier la valeur; ils apprendront alors que nous étions pénétré d'un zèle sincère pour la propagation de la science, ils apprendront que nos recherches étaient faites sans opinion arrêtée d'avance, ni sans prévention contre ou en faveur de tel ou tel système. Nous étions libres dans notre appréciation et consciencieux dans notre travail.

FIN DES MÉTROELKOSES.

NOTICE BIBLIOGRAPHIQUE

SUR LES MALADIES

DES ORGANES GÉNITAUX DE LA FEMME.

AFFECTIONS DU VAGIN ET DE SES ANNEXES.

Slevogt. Progr. de singularibus quibusdam partus impedimentis. Jenae, 1704.

Wedel G.-W. De atretis. Jenae, 1709.

Louis Ant. De partium externarum generationi inservientium in muliebribus naturali, vitiosa et morbosa dispositione. Paris, 1754.

Müller G.-A. De atretis. Giess, 1761.

Boehmer Rud. Progr. de naturalibus feminarum clausis. Witteb., 1768.

Cabaret-Bas-Maison. Diss. sur l'imperforation du vagin. Paris, 1812.

Mauric. Heilbut. De atresia vaginæ, etc. Heidelberg, 1832.

Morgagni. De sedibus et causis morborum. Epistol. XLVI.

De La Motte. Traité des accouchemens (supplément, page 705).

Voigtel. Anatomie pathologique, vol. III.

Meckel. Anatomie pathologique, vol. I.

Langenbeck's. Neue Bibliothek für Chirurgie, vol. IV.

La Chapelle. Art des accouchemens, tome III.

Schachter P.-G. De prolapsu vaginæ uteri. Lips., 1725.

Kaltenschmied C.-F. De exstirpato scirrho in labio sinistro vulvæ. Jen., 1762.

Loder. De vaginæ uteri procidentia. Jen., 1781, in-4°.

Vater. Dissertatio de sarcomate è pudendo muliebri sectione sublato. Witeb., 1728, in-4°.

Stroehlin, J.-Gottf. De relaxatione vaginæ. Argentor, 1749.

Petit. Traité des maladies chirurgicales. Paris, 1783, tome III.

Osiander. Neue Denkwurdigkeiten. Goëtt., 1797, vol. I.

F.-C. Nægelé. Erfahrungen und Abhandlungen aus dem Gebiete der Krankheiten des weiblichen Geschlechts. Mannheim, 1812. (Observations et Traité sur les maladies des femmes.)

The London medical and physical Journal, vol. V et VI.

Medical Facts and Observations, vol. VIII.

Medical Records, page 279.

Medical Annals, vol. VI, page 347.

Medical Commentaries, vol. II, page 187.

London medical and surgical Journal, vol. VI, 1831.

Transactions of the Dublin College of physicians, vol. IV, 1824.

London medical repository. Mai 1828.

Gazette de santé. Août 1826.

Dictionnaire des sciences médiçales, tome XXIV.

Homberg. De excrescentia clitoritis nimia. Jen., 1671.

Loder's. Journal für die Chirurgie. II, 4 P. n° 1.

Rougier. Journal de médecine, tome X.

John Burns. Principles of midwifery, tome I.

v. *Siebold*. Handbuch zur Erkenntnifs und Heilung der Frauenzimmer Krankheiten, vol. I.

De La Motte. Supplément au Traité des accouchemens, page 705.

Blasius. Akiurgie, vol. III.

Burkner. De fistula vesico-vaginali. Vratisl., 1833, vol. IV.

Gattenhof. Progr. de vesicæ urinariæ in graviditate et post partum adfectionibus. Heidelberg, 1775.

Naegelé. Dans l'ouvrage cité, page 366.

Lallemand. Réflexions sur le traitement des fistules vesico-vaginales, etc., dans les Archives générales de médecine. Avril, 1825.

Roche et *Sanson.* Nouveaux élémens de pathologie, tome V.

Velpeau. Médecine opératoire.

Répertoire général d'anatomie et de physiologie, tome V.

Siebold's Journal, vol. VII.

Froriep's Notizen, tome XXXIV.

Journal analytique de médecine. Septembre 1829.

Meissner. Forschungen des 19e Jahrhunderts, etc., tome V. (Recherches medico-chirurgicales du 19e siècle.)

London medical Gazette. Octobre 1833.

Journal hebdom. de médecine, tome IV.

Dieffenbach. Chirurgische Erfahrungen. Berlin, 1829 (64, sur la rupture du périnée).

Holthoff. Dissertatio de ruptura perinæi novaque eam sanandi methodo. Berol., 1829.

Moulin. Cathétérisme rectiligne, etc., suivi d'un nouveau moyen de réunir les déchirures de la vulve et du périnée produites par l'accouchement. Paris, 1828.

Mursina in Loder's Journal, tome I.

Saucerotte. (Sédillot, recueil périodique, etc.) tome IV.

Schreger. B. N. G. Annalen des chirurg. Clinicums zu Erlangen. pag. 73.

MALADIES DE L'UTÉRUS, ETC.

De Haller, Alb. De morbis uteri observationes, 1753.

— Progr. observationes de uteri variis morbis continens. 1757.

— Progr. de renibus monstrosis et utero duplici observationes. Gottg., 1753.

Klinkosch J.-J. Dissertatio de utero defficiente, Prag., 1777.

Thamm. Diss. de genitalium sexus sequioris varietatibus inprimis de utero bicorni, bifido et duplici. Halæ, 1799.

Osiander's Denkwürdigkeiten, tome II.

Cassan. Recherches anatomiques et physiologiques sur les cas d'uterus double et de superfétation. Paris, 1826.

Eisenmann. G. H. Fabulæ anatom. quatuor, uteri duplicis observationem rariorem sistentes, Argent 1752.

Dictionnaire des sciences médicales, vol. VI.

Philosophical Transactions, 54.

London Medical Journal, 1782. Vol. III.

Wiedmann, dans le Journal Lucina, tome II.

Wedelius. C. H. De procidentia uteri. Jenæ, 1695. 4.

Hoffmann. De procidentia uteri. Altorf., 1695.

Masson. Magn. de procidentia uteri, Altorf, 1682.

Reinick. De uteri delapsu, etc. Gedani, 1732.

Mullner. W. J. Wahrnehmung von einer sammt dem Kinde ausgefallenen Gebærmutter (Prolapsus uteri, avec l'enfant), Nürenb. 1771.

Otto C. F. De procidentiis uterinis, Vitemb., 1764.

Morgagni. De sedibus et causis morborum, Epistol. XLV. Art. 2.

Palfyn. De fœmina fabrica, P. II.

Chopart. De uteri prolapsu. Paris, 1722.

Kulmus. Ph.-Ad. De uteri delapsu etc., Gedan, 1732.

Laur. Heister. Dissertatio de prolapsu uteri cum inversione extra partus tempus ex terrore ortus. Helmst, 1750.

Klinge. De procidentia uteri usuque pessariorum in hoc morbo. Gotting, 1787.

Lœscher. De procidentia uteri. Viteb., 1728.

Wachter. De prolapsu et inversione uteri ejusque vaginae relaxatione. Halæ, 1745. 4.

Bachmann. De prolapsu uteri. Duisb, 1794. 4.

Sabatier. Mémoires de l'académie de chirurgie, tome III, P. 370.

Gazette médicale, tome III, n° 6.

Mai. Franc. Aphorismi circa sequelas ex prolapsu uteri oriundas. Heidelberg. 1786. 4.

Osiander. J. F. De fluxu menstruo atque uteri prolapsu, icone et observat. illustr. Gottg., 1818.

Fasola. Omodei, Annali universali de medicina, etc. Vol. XXIII.

London medical Journal. Vol. VII.

Armbruster. F. J. Dissertatio sist. felicem uteri post partum inversi repositionem. Argent, 1776.

A Bergen. De inversione uteri. Francof, ad V. 1732.

Weissenborn. J. F. Von der Umkehrung der Gebærmutter. Erfurt, 1768. 8.

Basselance. J. M. Dissertation sur le renvers de l'uterus. Paris, 1811. 4.

Bollet. Sur le renversement de la matrice. Paris, 1818.

Cortambert. Essai sur le déplacement de l'uterus et de ses dépendances. Paris, 1803. 8.

Le Fâcheux. Dissertation sur les tumeurs circonscrites indolentes du tissu cellulaire de la matrice et du vagin Paris, an XI. 8.

Fries. Conr. Jos. Abhandlung von der Umkehrung oder eigentlichen Inversion der Gebærmutter Munster, 1804. 8. mit Kupfer.

Kaltschmied C. Fr. De mola scirrhosa in utero inverso exstirpata. Janæ, 1754.

Lassabe. Dissertatio de utero inverso. Parisiis, an. XIII.

Ménard. Dissertation sur le renversement de la matrice. Paris, 1816.

Newenham. *Will*. An essay on the symptoms of inversio uteri, with a history of succesful exstirpation of that organ during the chronic stage of that disease. London, 1818.

Saxtorph, *Math.* In actis. Havniens., vol. III.

Mém. de l'académie de chirurgie, tome III.

Diction. de sciences médicales, tome XLVII.

Harless. Jahrbücher fur Medicin und Chirurgie 1827. Supp. Bd. P. 128.

Méd. Chirurgical Transactions, 1819. Vol. X.

The Dublin Hospital reports 1822, vol. III.

Caspers. Wochenschrift 1834 (n° 39).

V. Siebold's Journal, tome VIII.

London med. review. 1801, vol. VI.

Medical and phys. Journal. Vol. VI.

Trinchinetti, Gius, Observazioni sopra la retroversione dell' utero, etc., milano 1816.

Witczek, Ign. De utero retroflexo morbo gravidis perniciosissimo. Pragæ, 1777. 8.

Baumgarten. Herm, Jos. Dissertatio in med. chir. de utero retroverso. Argentor, 1785. 4.

Cockell. W. An essay on the retroversion of the uterus illustrated with cases and observations. London, 1785. 8.

Jahn. Fr. De utero retroflexo. Janæ, 1787. 8.

Korscheck. De retroverso utero. Halæ, 1799.

Lindblad Jac. Præs. A. Murray. Animadversiones in uteri retroversionem. Upsal, 1797. 4.

Melitsch. J. Abhandlung von der sogenannten Umbeugung der Gebræmutter. Prag., 1790, 8.

Wahl. Ab. De uteri gravidi retroversione. Halæ, 1782. 4.

France D. V. Dissertation sur la rétroversion de la matrice. Paris, 1806. 4.

Goucis. Ch. A. Dissertation sur la rétroversion de l'uterus. Paris, 1817. 4.

King, John. An analysis of the subject of extra-uterine fœtation and of the retroversion of the gravid uterus. London. 1818. 8.

Vahle. B. Fr. De retroversione uteri.

Naegelé. Erfahrungen und Abhandlungen, P. 341.

Burns, John. Prirciples of midwifery, 1834, tome I.

Dewees. Compendious system of midwifery. London, 1825. pag. 75.

Drejer. Commentation. de retroversione uteri, etc. Havniæ 1828.

Frank, *J. P.* Opusc. posthuma 1824, p. 78.

Hunter Will. Medical Observations and Inquiries, vol. IV.

Diction. des sciences médicales, tome XLVIII.

Ancien Journal de médecine, tome XL.

« « (des Granges), tome LXVI.

Hufeland's Journal, tome XVIII. 3.

« « Tome LXIII. 4.

Gemeinsame Zeitschrift. für Geburtskunde, tome I. (Journal spécial pour l'art des accouchemens). (M. D'Outrepont de Würzbourg).

Siebold's Journal. (W. J. Schmitt), tome IV.

The Edinburgh Journal, tome XXXIII.

Philadelphia Journal, fevrier 1821.

Heinze. F. Ad. De ortu et discrimine polyporum, præcipue polyporum uteri. Jenæ, 1790. 4.

Gœrtz. J. F. Diss. in qua novum ligaturam polyporum uteri instrumentum proponitur, Gottg, 1783. 8. C. tab.

Herbiniaux, G. Traité sur divers accouchemens laborieux et sur les polypes de la matrice, Brux., 1782, 1793, vol. II.

Dito. Dito. Parallele de différens instrumens avec les méthodes de s'en servir pour pratiquer la ligature des polypes dans la matrice. A la Haye, 1771. 8.

Levret. And. Observations sur la cure radicale de plusieurs polypes de la matrice, de la gorge et du nez. Paris, 1749. 8.

Nissen. Woldem. Diss. de polypis uteri novoque ad eorum ligaturam instrumento. Gottg, 1789. 4 c. tab.

Naudin, Pierre. Diss. sur les polypes utérins. Paris, 1813.

Ducamps, Théod. Diss. sur les polypes de la matrice et du vagin. Paris, 1815. 4.

Meissner F. L. Uber die Polypen in den verschiedenen Hœhlen des menschlichen Kœrpers, nebst einer kurzen Geschichte der Instrumente und Operationsarten. Leipzig, 1820, mit Kupf.

Roche et Sanson. Élémens de patholo. méd. et chirurg. Paris, 1828, tome III.

Harless Jahrbücher, tome III, 2.

Mémoire de l'académie de chirurgie, tome III. 531.

Rust's Magazin, tome XXX, cahier 3.

Neue Zeitschrift fur Geburtskunde, tome I, I.

Dictionnaire de sciences méd., tome XLIV.

Froriep's Notizen, tome XVI, n° 8.

Glasgow med. Journal, vol. I.

Jahrbücher der philos. med. Gesellschaft zu Würzburg, tome I. 1.

V. Siebold's Journal, tome VII.

Loders's Journal, tome IV. 2.

Journal hébdom., tome IV.

Broughton, Guil. De ulcere uteri. Edbgh, 1755.

Haller. Albr. de. Progr. observationes de uteri variis morbis continens. Gott, 1757.

Rœderer J. G. Progr. de ulceribus utero mollestis. Gottg, 1758. 4.

— De scirrho uteri. Gottg, 1755.

— Commentatio de scirrho uteri. Gottg, 1756. 4.

Tailford. Dissertatio de ulcere uteri, 1765. 4.

Krauel. Diss. de signis canceri uteri, observationibus illustr. Jenæ, 1796, in-4°

Morgagni. De sedibus et causis morborum. Epist. XXXIX

Wenzel C. Uber die Krankheiten des Uterus. Mit Kupfern. Mainz, 1816.

Beyerle F. J. Uber den Krebs der Gebærmutter. Mannheim, 1819. in-8°.

V. Siebold. Uber den Gebærmutterkrebs, dessen Entstehung und Verhütung. Berlin, 1824, in-8°.

Siebold C. J. De scirrho et carinomate uteri. Berol, 1826, in-4°

Kummer G. T. De uteri steatomate. Lips, 1819, in-4°.

Weismann, Iman. Historia lithotocæ mulieris. Tubing, 1716, in-4°.

John Burns. Principles af midwifery. Tom. I.

Guilbert. Considérations pratiques sur certaines affections de l'uterus. Paris, 1828.

Nauche. Des maladies propres aux femmes. Paris, 1829, 2 vol.

Madame Boivin et Ant. Dugès. Traité pratique des maladies de l'utérus et de ses annexes. Paris, 1833.

Duparcque. Traités sur les altérations organiques de la matrice. Paris, 1832.

— Histoire complète des ruptures et des déchirures de l'utérus, du vagin et du périnée. Paris, 1836.

Kilian. Hermann fried. Die operative Geburtshülfe, Bonn 1834. Die rein-chirurgische operationen des Geburtshelfers, 1835.

Téallier. Traité du cancer de la matrice, de ses causes, de son diagnostic et de son traitement. Paris, 1836.

V. Walther. Uber Verhærtung, Scirrhus, etc. (dans son journal tome V, 2e et 4e pag.).

Schœnlein. Pathol. et Therapie, tome III.

Cruveillier. Anatomie pathologique. 4, 11, 13, 16, 21 livraisons.

B. Hooper. The morbid anatomy of the human uterus and its appendages. London, 1832.

Dictionnaire de 15 vol., tome V, maladies de l'uterus.

Dictionnaire des sciences médicales.

Bulletin de l'académie royale de médecine, tome II et III (Mémoires de MM. Ricord, Mélier, Hervez de Chégoin).

V. Siebold. Journal, tome XV.

Casp. Wochenschrift, 49.

Haller. Elem. physiol. Edit. 4a, tome VIII.

Monteggia. Annotazioni pratiche sopra mali venerei, pag. 178.

Pauli. J. G. Progr. de uteri amputatione Lips. 1709.

Osiander. F. B. Reichsanzeiger n° 300, 1803.

— Gœttinger Gelehrt. Anzeiger 1808.

Canella. Gius. Cenni sull' estirpazione della bocca et del Collo dell utero. Milano 1821.

Carron du Villards. Dell'estirpazione dell'utero canceroso, Bologna 1834, mémoire imprimé par ordre et aux frais de la Société Médico-Chirurgicale de Bologne.

Sauter. J. N. Die gænzliche Extirpation der carcinomatœsen Gebærmutter etc. Constanz 1822.

Hatin. J. Mémoire sur un nouveau procédé pour l'amputation de la matrice, etc. Paris, 1827.

De Siebold. Ed. Cap. Jac. De Scirrho et carcinomate uteri adiectis tribus totius uteri exstirpationis observationibus Berol 1826, 4 c. tap. aen.

Librairie médicale de Germer Baillière,

Rue de l'École-de-Médecine, 17 *bis*. *Paris.*

OUVRAGES DU MÊME AUTEUR. (SOUS PRESSE.)

Lettres sur les polypes de la matrice (métropolypes), in-8.

Recherches clyniques sur la pneumonie adynamique des femmes avancées en âge, in-8.

BOUCHARDAT. Eléments de matière médicale et de pharmacie, contenant la description botanique, zoologique et chimique, la préparation pharmaceutique, l'emploi médical et les doses des drogues simples et des médicamens composés, avec des considérations étendues sur l'art de formuler, et l'indication détaillée des recettes contenues dans le nouveau Codex et les principales pharmacopées françaises et étrangères. 1839. 1 fort vol. in-8. de 768 pages avec fig. 7 fr.

DUPARCQUE. Maladies de la matrice. Le tome 1er contient les altérations organiques simples et cancéreuses de la matrice ; le tome 2e comprend l'histoire complète des ruptures et déchirures de la matrice, du vagin et du périnée. 1839. 2 vol. in-8. 12 fr.

On vend séparément le tome 1er, altérations organiques, simples et cancéreuses de la matrice, 2e édition, entièrement refondue. 1839, 1 vol. in-8. 7 fr.

PAULY. Maladies de l'utérus, d'après les leçons cliniques de M. Lisfranc, 1836, 1 vol. in-8. 6 fr.

IMBERT (de Lyon). Traité pratique des maladies des femmes. 1839, 2 vol. in-8. 10 fr.

MOREAU. Traité pratique des accouchemens. 1838, 2 vol. in-8. 14 fr.

— Atlas du traité pratique des accouchemens. 1838, 12 livraisons in-fol. de 4 planches litographiées avec un texte explicatif.

Prix de chaque livraison, fig. noires. 4 fr.

— — fig. coloriées. 8 fr.

Neuf livraisons de l'atlas et la 1re partie du texte sont déjà en vente. Tous les souscripteurs à l'atlas, avant son entière publication, recevront *gratis* les 2 vol. in-8 de texte.

GENDRIN. Traité philosophique de médecine pratique. Tome Ier. 1838, in-8. L'ouvrage aura 4 vol. 7 fr.

JOBERT (de Lamballe). Études sur le système nerveux. 1838, 2 vol. in-8. 12 fr.

— Traité des maladies chirurgicales du canal intestinal. 1829, 2 v. in-8. 12 fr.

— Plaies d'armes à feu; mémoire sur la cautérisation et description d'un speculum à bascule. 1833, in-8., avec fig. 7 fr. 50

TREILLE (MAURICE). Mémoires sur les maladies dites cancéreuses de la matrice, où sont combattues les opinions des partisans de l'amputation et de la cautérisation du col utérin cancéreux. 1838, in-8. 2 fr.

Imprimerie de Wittersheim, 8, rue Montmorency.

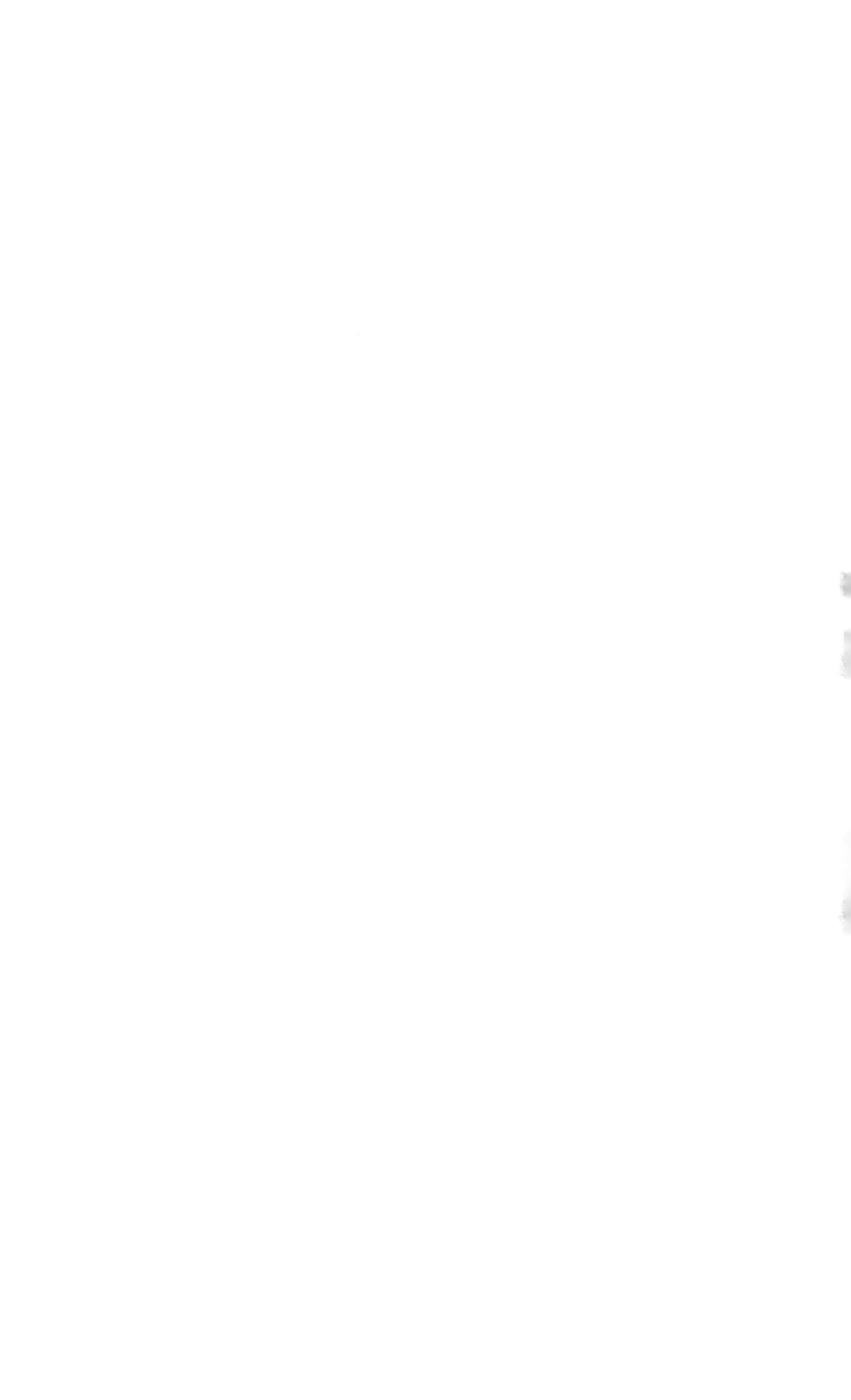

www.ingramcontent.com/pod-product-compliance
Ingram Content Group UK Ltd.
Pitfield, Milton Keynes, MK11 3LW, UK
UKHW020350230726
13925UKWH00003B/1059

9 782014 044010